UNE APPROCHE PERCEPTUELLE
DE LA THERAPIE SOMATO EMOTIONNELLE

Édition : BoD · Books on Demand, 31 avenue Saint-Rémy, 57600 Forbach, bod@bod.fr
Impression : Libri Plureos GmbH, Friedensallee 273, 22763 Hambourg (Allemagne)

Impression à la demande
ISBN : 978-2-3228-5721-0
Dépôt légal : juillet 2026

Michaël ILLOUZ

THÉRAPEUTE SOMATO-ÉMOTIONNEL

UNE APPROCHE PERCEPTUELLE DE LA THERAPIE SOMATO EMOTIONNELLE

Comprendre le lien entre corps, âme et esprit
par l'écoute perceptuelle

ISEME

L'auteur

Michaël ILLOUZ est praticien depuis plus de vingt ans. Après des études de kinésithérapie puis d'ostéopathie, il s'est engagé dans une recherche approfondie sur le lien entre le corps, les émotions et la santé, inspiré par les grandes traditions de soins.

De cette expérience est née la thérapie somato-émotionnelle (TSE), une approche originale qui accompagne la personne dans l'exploration de ses mémoires corporelles et de ses vécus émotionnels. Son objectif est de favoriser un processus de transformation intérieure grâce à une écoute manuelle fine, respectueuse et profonde. Elle permet au corps de retrouver sa capacité naturelle de régulation et d'équilibre, en lien avec le souffle de vie.

Michaël Illouz transmet aujourd'hui cette approche à un public de thérapeutes et de praticiens en santé. Sa pédagogie allie rigueur et sensibilité, en plaçant au centre la rencontre humaine et la dimension vivante du soin. Il enseigne en France et en Europe. Convaincu que le corps garde la trace de notre histoire et qu'il possède en lui-même les ressources pour la traverser, il propose une vision intégrative et humaniste de la thérapie, où chaque séance devient une invitation à renouer avec son unité.

Remerciements

Ce livre est le fruit d'un cheminement personnel et professionnel, nourri par les rencontres, les échanges et les expériences qui m'ont guidé dans l'exploration de la thérapie somato-émotionnelle. Je tiens à exprimer ma profonde gratitude à toutes les personnes qui m'ont soutenu dans ce projet. À mes patients, dont le courage et la confiance m'ont inspiré et appris sur la puissance du lien entre le corps et l'esprit. À mes collègues et formateurs, qui ont partagé avec générosité leurs savoirs, enrichissant ma compréhension de la santé.

Un merci tout particulier à mes parents et mon frère Stéphane pour leur patience, leur écoute et leur soutien indéfectible tout au long de cette aventure. Merci également à ceux et celles qui ont lu, commenté et contribué à faire de ce livre une réalité, en m'offrant leurs précieux retours et encouragements. Merci au groupe de Kerlan, à Ever Cuevas, Eliot Blackman, Vincent Tavernier, André Allain, Henri 0 Louwette, et tous mes élèves pour m'avoir permis d'avancer.

Merci à mon épouse Qing, et mes enfants Maxence et Anna, pour leurs soutiens.

Enfin, ce livre est dédié à toutes les personnes en quête de la santé, qui osent explorer leurs émotions et leur corps pour avancer vers une vie plus authentique.

Préface de l'auteur

La thérapie somato-émotionnelle (TSE) est une invitation à écouter le corps autrement. Il est un livre vivant que la main attentive, la présence stable, et l'écoute profonde peuvent apprendre à lire. C'est une approche holistique qui explore l'intime connexion entre le corps, les émotions, l'âme, l'esprit et le souffle de vie qui anime notre être. Ce livre vous invite à plonger dans une compréhension de la manière dont notre physiologie, notre santé et nos émotions s'entrelacent pour façonner notre bien-être global.

La thérapie somato-émotionnelle s'appuie sur un principe fondamental : nos émotions conscientes et inconscientes, s'inscrivent dans notre corps, l'influençant à travers des tensions, des douleurs ou des déséquilibres énergétiques. Ces manifestations physiques sont bien plus que de simples symptômes, elles sont le langage du corps, porteur de mémoires et de traces de notre histoire personnelle. En écoutant ces signaux, nous pouvons accéder à des couches profondes de notre être, libérer des blocages et restaurer une harmonie intérieure.

Au cœur de cette approche se trouve le concept du souffle de vie, cette force vitale qui circule en nous et soutient notre santé. La thérapie somato-émotionnelle reconnaît que ce souffle, lorsqu'il est entravé par des traumatismes ou des émotions refoulées, peut perturber notre équilibre physiologique. En travaillant avec le corps et la conscience, à travers le toucher, et l'accompagnement, cette thérapie vise à rétablir la fluidité de cette énergie vitale, favorisant ainsi le vivant et une santé globale.

À travers ces pages, vous découvrirez les bases anatomiques et philosophiques de cette pratique, ses techniques concrètes, et comment elle peut transformer votre rapport à votre corps et à vos émotions. Que vous soyez thérapeute, en quête de guérison ou simplement désireux d'approfondir votre lien avec vous-même, ce livre vous propose d'explorer une voie où physiologie, santé et souffle de vie s'unissent pour une existence plus équilibrée et épanouie.

La thérapie somato-émotionnelle naît d'une rencontre et d'une écoute subtile entre deux protagonistes. Elle ne cherche pas à expliquer, à analyser, à corriger, mais à rencontrer. Elle invite à la présence, à la lenteur, à la conscience. Elle propose un espace où le patient peut se déposer, non pour être pris en charge, mais pour être vu, entendu, reconnu dans toutes ses dimensions.

Mon intention n'est pas de transmettre une méthode figée, mais de partager une posture, une expérience perceptuelle, une manière d'être au monde, à l'autre et à soi : ancré, centrée, ouverte. Ce livre est structuré comme un parcours d'apprentissage. Chaque chapitre explore une facette essentielle de la pratique :

- **L'ancrage et la présence :** apprendre à être là, avec soi et avec l'autre, dans le silence d'une attention incarnée.
- **L'écoute manuelle :** développer la capacité de percevoir au-delà de la surface, d'accueillir ce qui se manifeste dans les corps.
- **Le langage du corps :** reconnaître les signaux émotionnels dans les formes somatiques, apprendre à décoder les «mémoires» corporelles.
- **L'axe thérapeutique :** identifier les points d'équilibre profonds où la transformation peut advenir.
- **L'univers relationnel :** comprendre l'importance du champ, du lien thérapeutique, de l'intention et du non-faire.
- **La pédagogie du toucher :** guider l'élève et le thérapeute débutant dans l'art subtil d'un toucher juste, respectueux et transformant.

Pour évaluer la santé d'un individu, le TSE adopte une approche globale qui intègre les dimensions biologiques, psychologiques, sociales et énergétiques. Cette approche considère l'être humain comme un système interconnecté, composé de cinq corps subtils : physique, énergétique, émotionnel, spirituel et causal. Chaque corps joue un rôle, et un déséquilibre dans l'un peut affecter les autres. C'est le cadre pour identifier les blocages, appliquer des thérapies manuelles et accompagner la prise de conscience des liens entre les événements vécus et le corps.

C'est une conception holistique et vitaliste de la santé.

Pour contacter l'auteur :
www.iseme.fr
contact@iseme.fr

Les principes fondamentaux de la TSE

En TSE, le thérapeute porte son attention en lui-même principalement sur son état de présence totale et profonde, en cultivant une neutralité intérieure qui lui permet de se synchroniser avec les rythmes subtils du patient sans interférence personnelle. Avant toute séance, il prépare son système nerveux en le calmant délibérément, par exemple via une respiration consciente ou un ancrage (enracinement), pour atteindre un alignement intérieur et une attention profonde au moment présent. Cette focalisation sur son propre ressenti, comme source d'information et d'inspiration, lui permet d'écouter qualitativement le vivant, de se poser en observateur neutre et d'entrer en résonance avec la «puissance de vie» du patient, favorisant ainsi une écoute respectueuse des processus d'autoguérison sans imposer quoi que ce soit. Cette approche exige une intention posée et une conscience élargie de soi, où le thérapeute devient un pivot conscient, libéré de ses propres tensions ou projections, pour que les informations tissulaires émergent naturellement. C'est cette qualité d'»être» plutôt que de «faire» qui rend le toucher minimal mais profondément transformateur.

• Utiliser des **thérapies manuelles vitalistes** pour libérer les restrictions physiques et énergétiques par le souffle de vie.
• **Accompagnement psycho-émotionnel :** Aider le patient à établir des liens entre ses expériences de vie, ses émotions et les manifestations corporelles.
• **Lien avec la nature :** L'humain est un élément de la nature, fonctionnant de manière optimale lorsque chaque composante (corps, énergie, émotion, esprit, causal) est équilibrée. Un déséquilibre perturbe la santé.
• **Vision holistique :** Intégrer les apports des neurosciences et des traditions anciennes, qui décrivent les 5 corps (physique, énergétique, émotionnel, spirituel, causal).
• **Interconnexion :** Les corps physique et énergétique forment le CORPS, l'émotionnel relie le CORPS à l'ESPRIT (spirituel), et le corps causal (l'ÂME) définit la place de l'individu dans le monde.
• **Le TSE est au service.**
• **Responsabilité individuelle :** La santé nécessite un travail sur soi, une acceptation du changement et une adaptation consciente au mouvement de la vie.
• **Le TSE accepte de s'en remettre à une puissance supérieure.**

Objectifs du TSE

• Analyse globale et locale : Évaluer chaque corps (physique, énergétique, etc.) de manière globale et spécifique.
• Perception et action : Permettre au vivant d'agir sur les structures, la mobilité, la forme, la fonction, la santé et le souffle de vie.
• Plan de traitement : Élaborer des stratégies thérapeutiques adaptées.
• Relation d'aide : Accompagner le patient dans sa prise de conscience et son cheminement.
• Stabilité et posture : Développer une posture juste et stable pour le thérapeute et le patient.

Les séances de thérapie somato-émotionnelle n'ont pas vocation à se substituer à une prise en charge médicale. Toute douleur aiguë, tout symptôme persistant ou tout trouble important relève en priorité d'une consultation auprès d'un médecin ou d'un professionnel de santé qualifié.
Le terme « patient » ne sera pas utilisé dans ce livre, mais remplacé par le mot « consultant », celui qui consulte.

L'expression « thérapeute somato-émotionnel », telle qu'elle est utilisée dans cet ouvrage, se réfère à l'approche développée, déposée à INPI, et enseignée par l'auteur. Elle désigne des praticiens formés à ce référentiel spécifique.

NOTRE MONDE

Comment fonctionne notre système dans la thérapie somato émotionnelle ?

Le monde dans lequel nous vivons est composé d'êtres vivants, humains, animaux, minéraux, végétaux. Ils sont sur terre, dans la mer, dans le ciel, entourés du soleil, de la lune et des différentes planètes. Le tout est intégré dans une énergie universelle que chacun appellera comme il le souhaite : Qi, Prana, conscience universelle, Pachamama, etc. À côté, dans une dimension parallèle, se trouve le monde des esprits. L'essentiel est d'accepter que l'homme est un élément à part entière de la nature : il n'y a pas l'homme d'un côté et la nature de l'autre. Nous faisons partie d'elle. Nous ne pouvons pas vivre sans elle, mais elle peut vivre sans nous. La nature fonctionne de façon optimale si chaque protagoniste est à sa place et joue son rôle en lien avec tous les éléments, et lorsque la chaîne alimentaire, la place de chaque arbre, de chaque animal, sont respectées. Ces principes édictés sont repris, avec quelques variantes, par la plupart des grandes traditions.

Des problématiques naissent si cet équilibre est rompu. Chacun doit accomplir le rôle qui lui est imparti en fonction de sa nature propre et de son environnement. Puis être en équilibre par rapport à lui-même, à son entourage immédiat, au ciel, à la terre et au monde. Cette organisation renvoie aux notions de microcosme et macrocosme.

Le microcosme est la représentation des structures anatomiques et des différents corps énergétiques constituant l'homme, qui permettent ensuite la participation à l'univers : le macrocosme.

Cette conception, en apparence simple, mais fondamentale, est la base du chamanisme, puis de toutes les religions qui en découlent : les religions égyptienne, amérindienne, aborigène, le taoïsme, le judaïsme et la kabbale, le Yi-king, le shintoïsme, etc. L'individu, pour accomplir son rôle, doit d'abord être à sa place, dans l'espace et dans le temps. C'est-à-dire ancré dans son corps et dans l'instant présent. Puis à partir de ses racines, il monte son tronc : c'est le centrage qui est l'équilibre de ses corps énergétiques. Enfin, parce qu'il est à sa juste place, le Tout le reconnaît. Là, et uniquement là, une connexion vraie et durable s'installe. Le Tout n'a pas besoin de nous, nous devons être capables d'être reconnus et dignes d'accéder à sa reconnaissance. Il est donc vain de chercher une quelconque connexion efficiente. Elle se présente si nous sommes prêts.

Que sont le microcosme et le macrocosme énergétiques des êtres vivants ?

Dans cette approche, l'être humain est envisagé comme un microcosme inscrit dans un macrocosme plus vaste. Cette représentation, issue de nombreuses traditions philosophiques et spirituelles, décrit la relation intime entre l'individu et l'univers.

Le microcosme correspond aux différentes dimensions de la personne : Physique, énergétique, émotionnelle, spirituel et causal. Le macrocosme renvoie à l'environnement, à la nature, aux rythmes du monde et au réseau relationnel dans lequel chacun s'inscrit. Cette vision ne se présente pas comme un modèle scientifique strict, mais comme un cadre symbolique et clinique permettant de comprendre les résonances entre l'intérieur et l'extérieur. Elle éclaire la manière dont un déséquilibre personnel peut être influencé par un contexte plus large et, inversement, comment une transformation intérieure modifie la relation au monde.

Le microcosme des êtres vivants

Pour des raisons pratiques, je vais me contenter de la description relative à l'être humain, mais le principe est identique pour tous les animaux, végétaux et minéraux.

L'homme et la femme sont constitués de sept corps énergétiques :

Le corps physique

Il correspond à notre corps physique palpable : notre anatomie. C'est l'aboutissement de notre capital génétique (gros os, petite taille, muscles épais ou fins) et transgénérationnel. De ce que nous mangeons, buvons, et de notre activité physique. Il possède les organes des sens : la vue, l'ouïe, le goût, le toucher et l'odorat. Il est fondamental car il est notre véhicule, le support de notre vivant.

Le corps énergétique

Il correspond au champ électromagnétique qui nous entoure. Outre notre capital de naissance, il se constitue grâce à notre alimentation et notre hygiène de vie. Fatigue, sommeil, tabac, drogue et stress peuvent lui nuire. À court terme, l'élément le plus perturbateur pour notre corps énergétique est un sommeil inadapté et une alimentation de mauvaise qualité. Beaucoup de facteurs nuisent à la qualité de notre sommeil. Ils peuvent être autant métaboliques, émotionnels que fonctionnels. La recherche d'un bon repos doit donc être une priorité pour une bonne santé. Cela nécessite une surveillance de son alimentation, de son cadre de sommeil (qualité de la literie, orientation de la chambre, insonorisation), de la concordance entre ses heures de coucher et la saison. Nous devrions donc vivre au rythme de la nature : travailler peu l'hiver, bien se reposer, et travailler beaucoup l'été… Mais nous faisons exactement l'inverse. Les conséquences sont les déprimes que de nombreuses personnes ressentent lors des intersaisons. À l'automne, l'énergie baisse et, alors nous devrions commencer à baisser notre rythme, mais c'est à ce moment-là que le travail s'intensifie avec la rentrée des enfants, le travail, le sport… Le corps énergétique peine à suivre le rythme que nous lui imposons.

Les corps physique et énergétique sont totalement interconnectés et interdépendants.

Le corps émotionnel

Il est le reflet de notre état émotionnel, l'enveloppe mentale qui permet à l'esprit de se remémorer le passé et d'imaginer le futur. Le corps émotionnel a été appelé ainsi parce qu'il permet de se projeter, par la seule pensée, jusque dans les astres. Il est le siège des affects et des émotions qui déterminent notre rapport aux autres et à l'univers. C'est également celui de la mémoire, constituée par un système de représentations : les images visuelles, auditives et tactiles que nous élaborons au quotidien pour nous représenter le monde. Vivre dans un cadre qui nous correspond, bienveillant, en adéquation avec son potentiel émotionnel de base, est une condition pour un corps émotionnel puissant et vivant.

Ce corps est contenu dans les corps physique et énergétique qui constituent le lit de la rivière émotionnelle. Ce qui explique que la fatigue influe sur notre caractère et nos émotions, ou que lors d'une colère intense, le sujet dise : « je suis hors de moi ! » Ainsi le champ émotionnel est sorti de son lit, il se fatigue et s'épuise. Lorsque l'émotionnel est agité, le débit de la rivière augmente. L'individu a deux choix pour se protéger : soit il peut élargir le lit physique de la rivière, il va donc manger et grossir. Soit il peut capitaliser son champ énergétique pour réguler le débit, le corps énergétique essaie comme il peut de contenir et de juguler la puissance de la rivière émotionnelle. C'est-à-dire qu'il va se lancer dans une course effrénée à l'activité, jusqu'à l'épuisement physique, qui s'ensuivra d'une dépression. Et parfois, le débit est tel qu'il détruit tout sur son passage…

Le corps spirituel

Il est celui qui précise le sens de la vie, qui définit si le chemin pris par notre vie actuelle nous convient. C'est le corps des repères, du sens et des structures. J'entends par sens, les directions de l'existence, les structures ou les liens qui organisent et architecturent la vie. Aussi bien ceux qui sont nécessaires à la santé de nos organes et de nos cellules que ceux qui nous relient les uns aux autres et font de nous des êtres communautaires inscrits au sein d'une culture.

Le corps spirituel constitue un maillage autour des champs précédents. Lorsque la colère déborde sur les deux premiers champs, il est celui de la morale et de l'éthique, qui nous empêche de frapper ou de tuer. Il nous contient. C'est le corps de la ligature. Une éducation sans repères, sans fondements, donne un champ spirituel faible. L'individu devient soumis à son émotionnel lorsque celui-ci déborde. Il n'est donc plus libre, car ses choix ne seront pas de véritables choix, mais une réaction instinctive et animale en une circonstance donnée.

Sur un potentiel de naissance inné, ces quatre corps se construisent par l'éducation du corps, l'alimentation, l'hygiène de vie, des repères donnés par l'entourage, le sens et par le cadre de vie. L'éducation ne fait que modeler une pierre brute, propre à chacun. Mais, dès la conception, l'individu arrive avec son bagage, qui peut être complet ou non, équilibré ou non, dans lequel est inclus le transgénérationnel. La notion de bon est somme toute relative, car, pour qu'il y ait un équilibre, il faut du « bon » et du « mauvais » dans le fonctionnement du monde et de la société, et ce qui semble « mauvais » est souvent le stimulant qui permettra à l'individu de se dépasser. Je parlerai donc plutôt de potentialités équilibrées ou non. En fonction de ce départ, c'est l'utilisation acquise de cet inné, sa capacité d'adaptation, selon sa place dans l'univers, qui régira la vitalité de l'homme.

Le cheminement spirituel, dans le sens de perception du Tout, commence dès l'enfance. C'est la discordance entre le cheminement de l'Être et son rôle dans l'univers qui risque de déséquilibrer sa place entre le ciel et la terre. Si je reste dans l'axe de l'arbre qui m'est dévolu, ma vie aura un sens et mon potentiel s'exprimera. Si, par mon éducation, puis mes choix dans la vie, j'emprunte une branche de l'arbre et que je m'y entête, j'arriverai au bout de la branche et je chuterai. Nous verrons que nous pourrons évaluer le potentiel de santé et de spiritualité du bébé dès sa conception, même si cela ne présage en rien de sa vie, car trop de facteurs y interviennent.

Le corps causal

C'est le champ qui définit notre place dans le monde et notre lien avec l'univers. Il est séparé des autres champs précédemment cités. Il a de particulier qu'il est lié à l'âme de l'individu, dans sa conception originelle. C'est l'entité divine en l'homme qui donne vie et sens à son voyage.

Ces cinq premiers corps constituent le microcosme de l'individu.

Le cheminement pour la santé est un travail sur soi qui consiste à équilibrer tous les champs, du corps physique au corps causal en acceptant l'idée d'une intelligence universelle. Le cadre peut en être large : immanent, transcendantal, panthéiste, déiste ou théiste. L'important est que la structure qui permet à l'individu de se développer lui offre d'explorer sa propre voie dans l'univers. Un cadre ouvert qui permette l'expression authentique de l'individu et non un moulage de la personnalité dans quelque but que ce soit. Puis, avec l'expérience de la vie, la compréhension du cheminement se fera plus claire.

- Les champs physique et énergétique constituent le Corps.
- Le champ spirituel représente l'Esprit.
- Le champ causal représente l'Âme.

Le champ émotionnel est le lien entre le Corps et l'Esprit. Les émotions non encadrées provoquent la rupture entre ces deux composantes, et ainsi apparaissent les maladies psychosomatiques. Il est donc nécessaire de poser son émotionnel pour que le lien Corps-Esprit puisse se réaliser dans sa pleine mesure. Poser son émotionnel ne veut pas dire rester calme en toutes circonstances. Il vaut mieux exprimer sa colère que de la garder en soi. Cela veut dire être en capacité de revenir à un état de cohérence le plus rapidement possible.

Équilibrer tous ces corps énergétiques aboutit à l'équilibre Âme-Corps-Esprit. Je ne cherche pas la perfection, car elle est impossible pour l'être humain (elle est synonyme de mort), mais je poursuis une amélioration quotidienne des équilibres. Cela est très difficile en une vie, d'autant que trop de facteurs indépendants de l'individu interviennent, comme son éducation ou son patrimoine génétique, le transgénérationnel, les mouvements du cosmos, l'intervention ou non des esprits, par exemple.

Quand le microcosme est réalisé et équilibré, je peux enfin réellement rentrer en communication avec le Tout. Apparait alors le corps cosmique.

Le corps cosmique

Lorsque le triptyque Âme-Corps-Esprit est constitué et que les cinq premiers corps sont enfin équilibrés, le microcosme est réalisé. L'individu commence à trouver sa place dans l'univers, il entre ainsi dans un phénomène de reliance. C'est-à-dire qu'il participe aux mouvements du système et ce dernier participe à sa vie. Nous abordons ensuite la notion de synchronicité. Il doit maintenant affirmer et consolider ses champs.

Le corps cosmique apparaît donc.

Le corps universel

Il est le reflet de l'univers. C'est-à-dire que l'individu n'est plus en recherche de sa place dans l'univers, plus en participation avec l'univers. Il est avec l'univers, à son propre rythme, serein, en plénitude, bien.

Faisons un parallèle avec la musique : dans ce dernier champ, l'individu n'est plus un musicien d'excellence, il est la musique, la symbiose est totale. L'harmonie avec le mouvement du Tout s'exprime. Cependant, c'est au prix d'un très long travail. Il est la conclusion du chemin de guérison de l'Être.

Finalement, chaque corps a un rôle bien spécifique à jouer. Pour des raisons pédagogiques, je suis bien obligé de les séparer, néanmoins dans la réalité, les corps ne sont pas superposés, mais tout imbriqués les uns dans les autres, mélangés, interdépendants et interreliés. Les corps prennent appui sur notre corps physique, ils ne sont pas séparés de lui, mais y sont complètement associés. Certains naissent avec un champ très fort par rapport aux autres, c'est le « don ». Mais, il n'est en aucun cas révélateur d'un niveau ni de spiritualité ni de santé. C'est le don des guérisseurs (énergétique), le don des mélomanes (causal), le don pour diriger (spirituel). Mais, sans travail, le talent n'est rien.

Il est possible de mesurer la puissance des corps. Plus la puissance des corps est importante, mieux c'est ! Cependant, un équilibre global des puissances est préférable à une grande variation qui entraînera, à terme, des compensations. Le but est d'équilibrer ses champs, pour ensuite exprimer sa nature originale. Il ne s'agit pas d'un retour vers un passé vierge, mais d'avancer vers le vrai soi, dans le monde dans lequel nous existons, en intégrant les différentes expériences de notre vie. Selon les traditions, le nom des corps change. Cela n'a aucune importance, car la nature et la fonction essentielle du corps est la même.

Résumé des Corps

- Physique : *Je sens*
- Énergétique : *j'avance*
- Émotionnel : *Je ressens*
- Spirituel : *Je me relie*
- Causal : *Je suis*

Le macrocosme

L'être humain est en relation juste avec le macrocosme lorsqu'il a construit les fondations de son microcosme, c'est-à-dire l'équilibre Âme, Corps-Esprit. Il sera ensuite en lien avec le macrocosme, via les champs cosmique et universel. Accomplir son cheminement de guérison, c'est accomplir l'équilibre de ses cinq corps en soi-même, puis avec le cosmos, et ainsi se réaliser. La rencontre avec le divin est enfin permise. La citation du temple de Delphes prend ici tout son sens : « Connais-toi toi-même, et tu connaîtras l'univers et les dieux. »

À côté de nous, mais dans un monde différent, se trouve le monde des esprits : entités vivantes, qui évoluent indépendamment de nous.

L'intelligence universelle

Enfin, le Tout est contenu dans une intelligence universelle, que chacun appellera comme il l'entend : Dieu, tao, Pachamama, la Grande Doctrine, intelligence universelle, etc. Je préfère retenir la notion panthéiste et immanente de conscience universelle. Elle s'exprime chez tous les êtres vivants sous la forme du souffle de vie. Elle est la source nourricière du corps lorsque ce dernier est en bonne communication avec elle. Je n'ai pas senti que cette conscience soit amour, justice, vengeance ou pardon. Je l'ai perçue seulement comme protectrice et garante de la bonne organisation du système dans lequel l'homme est inclus.

L'équilibre microcosme/macrocosme

En définitive, le cheminement de la santé consiste dans l'équilibre du microcosme (les cinq champs d'énergie), puis du macrocosme (champs cosmique et universel). C'est le référentiel que nous pouvons utiliser. Cet équilibre se construit sur un terrain qui dépend de notre capital génétique, familial, transgénérationnel, émotionnel, affectif, alimentaire, physique. Il dépend aussi de nos projets de vie, notre destinée, ainsi que du mouvement du cosmos et du bon vouloir des esprits.

Nous devons rechercher l'équilibre
de tous ces éléments.

Suivant la symbolique universelle de l'arbre de vie, l'Être doit s'enraciner sur Terre, puis grandir et s'ouvrir aux autres éléments de l'univers permettant ainsi échange et enrichissement, afin d'ouvrir les feuilles de l'arbre de vie du corps. La terre nourrit l'arbre par les racines, et le ciel nourrit l'arbre par les feuilles.

Le sacrum est la base, les jambes en sont les racines. La colonne vertébrale en est le tronc qui finit par le thorax, le feuillage. Les bras sont le lien avec l'environnement, et la tête, le siège du troisième œil. Cet arbre de vie est le symbole chamanique de l'homme qui existe dans toutes les cultures : juive, sumérienne, égyptienne, scandinave, chinoise, indienne, amérindienne, aborigène. C'est le fait d'être à sa juste place dans l'organigramme du Tout qui permet d'être en bonne communication avec l'intelligence universelle. L'être humain doit faire un long travail, un long cheminement, symbolique ou religieux, du matériel vers le spirituel pour intégrer et intérioriser la simplicité de l'intelligence universelle. Ce cheminement difficile est propre à chacun de nous. Cela passe avant tout par le respect de soi-même, de sa destinée, indépendamment des choix culturels et familiaux, et par le respect des autres. Ce travail intérieur du thérapeute et du consultant est long, semé d'embûches, et peut suivre une logique. Trois à cinq jours pour le corps physique, trois semaines pour le corps énergétique, trois ans pour le corps spirituel et sept ans pour le corps causal. Le corps émotionnel est fluctuant, mais comme il est contenu dans les corps physique et énergétique, il devrait mettre au moins trois ans à se stabiliser. Cette fluctuance est un vrai souci à l'époque d'aujourd'hui car la société se repose de plus en plus sur l'émotionnel pour des raisons mercantiles.

C'est la non-adaptation régulière des corps qui enclenche les crises de vie. Il convient donc d'être responsable de sa vie, d'agir, d'assumer ses choix et leurs conséquences, car le corps intègre et se reconnaît dans ce qu'il réalise… Et non dans ce qu'il pense, regrette ou souhaite. Il est donc important d'être dans une observation des faits et non une interprétation ou une croyance. L'univers évolue inexorablement avec ou sans nous, et ne pas suivre le mouvement de la vie, c'est se condamner à se séparer de la vie… et à nous rapprocher de la mort.

Mais sommes-nous prêts pour le changement ?

UN TRAVAIL PERCEPTUEL

Au début de mon apprentissage, avec mon esprit rationaliste et cartésien, il m'était difficile de demander à un individu qui perçoit avec son âme ou voit avec son esprit de prouver de façon empirique ce qu'il ressent ou voit. Dès mes premières rencontres, je me suis interrogé sur cette question : si je ne peux révéler ce que je sais, ni concevoir un test empirique pour évaluer et valider ce savoir, la connaissance est-elle véritable ? Ma connaissance est-elle vraie ? J'étais un homme moderne, occidental, qui se voulait rationnel, refusait le sacré ou ce qui est considéré comme tel par les traditions et les autorités religieuses. Je voulais examiner les faits avec mon entendement.

Rien ne devait sortir de ce cadre rationnel. Certes, cela a permis l'élimination de nombreux dogmes et superstitions, et une avancée notable dans les sciences physiques et naturelles. Mais en refusant d'autres critères que ma raison, je me suis vite rendu compte que je me privais d'autres données de connaissance. Or, je crois que le moyen d'accéder à la connaissance totale est d'exploiter tous les éléments : âme, corps et esprit. Tout simplement parce que c'est ce qui nous compose. Si je m'entêtais à percevoir le monde autour de moi avec un seul type de perception, je me limitais. Surtout lorsque ma perception était intellectuelle car, quelles que soient mes capacités, elles ne pouvaient pas considérer tous les paramètres existants. Je me construisais donc mes propres limites et ma propre prison.

Ken Wilber, dans son livre Les Trois Yeux de la connaissance, expose très intelligemment le problème. L'homme a trois domaines d'analyse, de perception et de rencontre avec son monde :

- Le corps, grâce à ses cinq sens, nous fait percevoir le monde extérieur physique et matériel (arbre, chaise, voiture, chant des oiseaux, couleur du meuble, etc.) tel que nos cinq sens sont capables de le percevoir. Nous savons que les animaux ne voient ni n'entendent ce monde comme nous. Nous ne percevons donc le monde autour de nous que d'une certaine façon, à une certaine fréquence de perception. Les animaux le perçoivent à une autre fréquence. Cela induit que notre vision du monde par nos sens est une vision, mais pas la vision.
- L'esprit, permet la logique, la réflexion, le raisonnement et l'imagination.
- L'âme est une entité du corps, mais ne lui appartient pas. L'âme est un prolongement de la conscience du Tout en nous qui est le principe vital permettant la vie.

L'âme est intégrée dans le corps au quarantième jour suivant la conception. Cette âme du nouveau-né est composée de trois âmes : celle du père, celle de la mère et celle d'une nouvelle séquence de la conscience universelle. Ainsi, tout en étant unique, chacun est porteur de toute l'histoire de son ascendance. Ces trois âmes ne sont pas contenues à parts égales chez ce nouveau-né, chacune peut avoir une place bien différente. C'est en apprenant à percevoir ces âmes que l'on peut définir l'importance de chacune. Mais si la capacité d'expression de chaque âme peut varier au cours de la vie d'un individu du fait de l'influence du corps et de l'esprit, sa nature intrinsèque ne change pas.

À chaque connaissance acquise par un élément, âme, corps ou esprit, un changement évolutif se produit qui permet le mouvement et la continuité.

Le corps appréhende le monde dans lequel nous vivons grâce à des images et à des sons que notre cerveau va créer.

L'esprit permet l'idée, l'image et la conception. Il participe à la représentation et au contrôle du corps. Il est une transcendance des aspects corporels du corps. L'information qui vient du corps fournit à l'esprit une expression. Cependant, l'esprit est capable de créer, d'imaginer, et ce, sans l'information du corps. L'esprit a donc un accès au monde que le corps n'a pas. Par exemple, le chercheur va émettre une théorie fondamentale, puis tenter de la mettre en œuvre. Le corps a donc une composition de fabrication et d'intégration vers l'esprit, mais l'esprit permet la libération de la mal-intégration du corps.

C'est l'émotion qui permet la communication entre le corps et l'esprit. D'où la nécessité d'avoir un émotionnel canalisé et stable pour une bonne relation avec le corps et l'esprit.

Le corps peut aussi fonctionner de façon autonome sans l'esprit, puisqu'il peut très bien fonctionner même lobotomisé. Il en est de même pour l'âme, qui n'est pas un produit de l'esprit, car elle est indépendante de l'Être, mais elle s'en nourrit et le nourrit.

Des perceptions différentes

Dans les trois composantes de l'individu : âme, corps, esprit, chacune a une source propre de communication, d'échange et d'information.

Cela signifie que le mode d'action et de communication est propre à chaque (corps). Il est donc vain de comprendre la perception d'un corps par un autre. Les systèmes corporels ne peuvent pas imaginer et sonder l'esprit. C'est-à-dire que le nerf visuel transmet au cerveau ce pour quoi il a été programmé. L'être humain est programmé pour voir le ciel bleu et la feuille de l'arbre verte, un point c'est tout. Mais, le cerveau peut aussi imaginer le ciel vert et rose et les feuilles violettes avec des traits orange. L'esprit a donc une fréquence de perception du monde autre que celle du corps.

Il en est de même pour l'âme. Par exemple, l'instinct n'est pas perceptible par nos sens ni ne s'explique de façon rationnelle : il est, c'est tout. Et pourtant, il se présente au quotidien à nous: instinct de survie, intuition, geste d'instinct du sportif, musique instinctive… Ainsi, vouloir comprendre la nature de l'esprit, de l'âme ou du corps par un autre élément qui n'est pas de la même fréquence est impossible. C'est comme demander à un chinois de comprendre le français: la langue n'est pas la même. Le perceptuel, qui est de l'ordre du corps et de l'âme, ne peut s'appréhender par la raison, car nous sommes sur des fréquences différentes, qui elles-mêmes varient selon chaque individu.

Si l'audition ou la vue différent selon chacun, ayant pour conséquence une perception du monde environnant différente, il en est de même pour le fonctionnement de l'esprit et de l'âme. Une personne qui entend moins bien dira à celle qui entend que certains sons n'existent pas. Évidemment, elle ne les entend pas et ne peut les imaginer puisqu'elle ne les connaît pas. Mais, comment la personne qui les entend peut-elle prouver que ces sons existent ? Elle peut créer un appareil mesurant le son qui prouvera au malentendant que ces sons sont bien réels. Malheureusement, ce genre d'appareil ne peut pas exister pour l'esprit et l'âme, car les objets en sont dénués.

Le mental, l'émotionnel et l'instinctif ont donc trois domaines de perception bien distincts.

Chacun trouvera toujours mille raisons toutes aussi justes à ses yeux pour justifier sa méthode ou sa vision. Cependant, chacune est valable, puisqu'elle correspond au mode de fonctionnement de cet individu et à ses fréquences de perception. Ainsi, tout fonctionne, mais rien ne marche pour tous le monde. Or, pour avoir une perception la plus complète et la plus équilibrée qui soit, aussi bien comme thérapeute qu'en qualité d'être humain impliqué dans son cheminement spirituel et de santé, l'individu ne peut pas se restreindre à un seul système, aussi performant soit-il. Il doit donc tendre vers une utilisation optimale de ses trois composantes : âme, corps, esprit. Ce qui lui permettra de s'exprimer entièrement dans l'écoute de son environnement. Les grands musiciens sont ceux qui maîtrisent tous les éléments de leur art : la technique (corps), la compréhension du morceau (esprit) et l'interprétation (âme). Je pense que le thérapeute somato émotionnel doit s'attacher aux mêmes objectifs.

Chacun aura une tendance de fonctionnement préférentielle, à cause de sa propre nature, de son éducation, de sa culture, et de ses expériences de la vie. Qu'importe sa fréquence de fonctionnement privilégiée, il conviendra de travailler toutes ses fréquences pour avoir une perception le plus large possible. De cette perception élargie découlera notre place dans le monde thérapeutique.

Pourquoi ne peut-on pas dissocier cheminement spirituel et santé ? Car le nom santé apparaît lorsque je sors de la destinée qui m'ai dévolu.

L'axis mundi

J'ai donc essayé de trouver ce qui pouvait bien réunir l'âme, le corps et l'esprit. Du moins, comment je pourrais les faire communiquer. Dans les traditions religieuses et thérapeutiques sacrées, il y a en commun l'axis mundi ou l'arbre de vie. L'image d'une colonne comme centre et axe central du monde, qui est un archétype commun à de nombreuses cultures. C'est un axe qui pénètre non seulement les différentes sphères de la Création, les mondes d'en bas et d'en haut, le monde inférieur et tous ceux des cieux, mais ce qui est beaucoup plus important, est que cette figure les relie. La colonne est l'axe directeur du ciel, le couloir entre les mondes d'en haut et d'en bas. Cette image de l'axe du milieu du monde qui lie le ciel, la terre et le monde inférieur a une signification centrale. C'est donc la capacité de passer, volontairement ou non, de l'un de ces niveaux aux autres, qui fait l'art de la TSE.

Un axe ordonnateur du monde

En anthropologie, nous retrouvons cette colonne du ciel précisément chez les peuples qui vivent encore leur lien avec la nature au niveau de leur microcosme. Chez de nombreuses tribus nomades asiatiques, le poteau médian des maisons s'y rapporte symboliquement. Ils considèrent la perche médiane de leur yourte comme la transposition symbolique de l'axe du ciel. Les Amérindiens ont transposé cet axe ordonnateur dans le totem au centre du village. L'Axis Mundi peut prendre différentes formes selon les cultures et les contextes :

Objets naturels

• Arbre du monde : Comme Yggdrasil dans la mythologie nordique ou l'arbre cosmique dans les traditions chamaniques, reliant le ciel, la terre et les enfers, arbre de vie de la Kabbale.

• Montagne sacrée : Le mont Meru dans l'hindouisme, le Kailash dans le bouddhisme, ou l'Olympe dans la mythologie grecque, le mont Sinaï.

• Fleuve ou source : Considéré comme un lien entre les mondes dans certaines traditions, la mer rouge.

Constructions humaines

• Poteau ou pilier : Le totem chamanique ou le mât cérémoniel dans certaines cultures indigènes, minaret, clocher, bâton etc...

• Temples ou ziggourats : Les pyramides mayas ou les stupas bouddhistes, conçus comme des centres cosmiques.

• Obélisques ou menhirs : Symboles verticaux reliant la terre au ciel.

Corps humain

• Dans les traditions spirituelles, l'axe central du corps est vu comme un Axis Mundi personnel, reliant les chakras, les points d'acuponcture, les 3 cercles, et les plans de conscience.

Lieux géographiques

• Des sites sacrés comme Delphes (Grèce), Jérusalem, La Mecque, le mont Sinaï sont considérés comme des Axis Mundi dans leurs traditions respectives.

Culturelles et spirituelles

• Chamanisme : L'Axis Mundi est souvent un arbre ou un poteau rituel, utilisé par le chaman pour voyager entre les mondes (supérieur, moyen, inférieur).

• Yoga et hindouisme : La Sushumna, canal central des nadis, est un Axis

Mundi intérieur, où l'énergie Kundalini s'élève pour unir le matériel et le divin.

• Christianisme : La croix peut être vue comme un Axis Mundi, reliant le terrestre (horizontal) et le divin (vertical).

Dans de nombreuses sociétés, les rituels et manifestations collectives rappellent un temps primordial où les êtres vivaient en harmonie, non séparés les uns des autres. À cette époque, la communication était intuitive, permettant à chacun de comprendre sa place dans le cosmos, le monde et la société. Chaque individu s'intégrait naturellement dans l'ordre global, comme dans un organigramme du Tout. La quête de centralité reflète un désir profond de retour aux origines, vers une unité originelle. Ce cheminement vers le « Un » est particulièrement marqué dans les civilisations d'Asie du Sud-Est, où l'axis mundi incarne à la fois immobilité et dynamisme. Ce point fixe, à la fois sacré et structurant, ordonne le chaos en cosmos. Tel un pilier, il soutient et anime tout ce qui gravite autour de lui. Grâce à cet axe, le monde s'organise, passant du désordre à l'ordre, puis à une vie pleine et authentique.

Dans la thérapie somato-émotionnelle, cet axis mundi devient une métaphore du centre intérieur du thérapeute. L'Axis Mundi relie le corporel (terre), le psychique/émotionnel (monde intermédiaire) et le spirituel (ciel). L'axis mundi est immobile et dynamique. Il est régulateur de tout ce qui tourne autour de lui avec un rôle de soutien et de moteur. Grâce au point fixe de la colonne, le monde autour s'organise. Cette colonne est à la fois un espace sacré et un point fixe qui permet au chaos de devenir ordre et ensuite de vivre réellement. C'est par la création d'un axe en soi du thérapeute, à partir de la terre, qui devient le centre du microcosme du malade, que les thérapeutes somato émotionnel parviennent à réguler et ordonner les différents corps énergétiques du consultant.

La guérison devient alors un processus d'intégration verticale : rassembler les parties dissociées de soi, unifier les plans, et retrouver une continuité d'être. C'est l'accès à la santé en profondeur, en laissant le souffle de vie travailler dans toute la personne. Le TSE se relie alors à une force plus grande qui sait ce qui doit être guéri.

L'Arbre de Vie : Une Métaphore Fondamentale

La symbolique de l'arbre de vie est universelle et traverse de nombreuses traditions culturelles, spirituelles et religieuses à travers le monde. En tant que métaphore puissante, l'arbre de vie incarne des notions d'ancrage, de connexion, d'équilibre et d'unité entre le terrestre et le céleste, le microcosme et le macrocosme.L'arbre de vie représente un axe central (axis mundi) reliant les trois plans de l'existence :

- Les racines : l'ancrage dans la terre, le monde souterrain, l'inconscient ou les origines. Elles sont la source de l'énergie vitale.
- Le tronc : le lien entre la terre et le ciel, le présent, le corps ou l'équilibre.
- Les branches : la connexion au divin, au cosmos, à la spiritualité ou à l'avenir. Il symbolise également la croissance, la régénération, et l'interconnexion de toutes choses, reflétant l'harmonie entre l'individu et l'univers.

Dans les Traditions culturelles et spirituelles

Traditions Judéo-Chrétiennes

Dans la Kabbale (judaïsme), l'arbre de vie est un diagramme mystique composé de dix sephirot (émanations divines) représentant les étapes de la création et le chemin spirituel vers l'unité avec Dieu. Il structure l'univers et l'âme humaine, reliant le matériel au spirituel. Dans le christianisme : L'arbre de vie apparaît dans la Genèse (Éden) comme symbole de vie éternelle et de communion avec Dieu. Dans l'Apocalypse, il représente la rédemption et la vie restaurée.

Traditions Nordiques et Germaniques

Dans la mythologie nordique, Yggdrasil est l'arbre cosmique qui soutient les neuf mondes. Ses racines plongent dans les royaumes souterrains (inconscient, mort), son tronc relie le monde des humains, et ses branches touchent les cieux divins. Il incarne l'ordre cosmique et l'interdépendance des mondes.

Traditions de l'Asie du Sud-Est et Orientales

L'arbre Bodhi, sous lequel Bouddha atteint l'illumination, symbolise l'éveil spirituel. Ses racines représentent l'ancrage dans la réalité, et ses branches, l'expansion de la conscience. L'*Ashvattha* (figuier sacré) dans la Bhagavad-Gita est un arbre inversé, dont les racines s'élèvent vers le ciel (divin) et les branches s'étendent vers la terre (manifestation). Il symbolise la connexion entre le spirituel et le matériel.

Dans le taoïsme, l'arbre est une métaphore de l'équilibre entre le yin (terre, racines) et le yang (ciel, branches), incarnant l'harmonie du *Tao.*

Traditions Chamaniques et Animistes

Dans les traditions chamaniques (Amérique, Afrique, Asie), l'arbre de vie est un pont entre les mondes. Les chamans l'utilisent comme un axe pour voyager entre le monde souterrain, terrestre et céleste lors de rituels de guérison ou de connexion spirituelle. Les racines symbolisent les ancêtres, le tronc la vie présente, et les branches le monde des esprits. Chez les peuples amérindiens, comme les Lakota, l'arbre sacré (souvent un peuplier) est central dans la Danse du Soleil, représentant l'unité de la création et la connexion avec le Grand Esprit.

Traditions Africaines

Dans de nombreuses cultures africaines, comme chez les Dogons ou les Yoruba, l'arbre (souvent le baobab) est un symbole de vie, de fertilité et de lien avec les ancêtres. Il est un lieu sacré où se tiennent des rituels, incarnant la force vitale et la mémoire collective.

Traditions Celtiques

Les Celtes vénéraient les arbres sacrés, comme le chêne ou le frêne, considérés comme des portes vers l'Autre Monde. L'arbre de vie celtique, souvent représenté avec des racines et des branches entrelacées, symbolise l'interconnexion, l'éternité et l'équilibre entre le visible et l'invisible.

Dans toutes les traditions, l'arbre de vie est un axis mundi. Il incarne la naissance, la croissance, la mort et la régénération, reflétant les cycles naturels et humains. Les racines ancrent l'arbre dans la stabilité, tandis que les branches s'élèvent vers l'expansion, symbolisant l'équilibre entre le matériel et le spirituel.

Dans la thérapie somato émotionelle, l'arbre de vie inspire un travail d'ancrage (hara, racines) et de connexion au Tout (branches, ciel), favorisant l'harmonie intérieure du consultant.

Structurer un processus

Le terme référentiel désigne un système de référence ou un cadre utilisé pour observer, mesurer ou analyser des phénomènes, des données ou des événements.

En tant que thérapeute, mon travail consiste à structurer mon propre espace sacré, qui devient le fondement pour ordonner celui d'autrui. En découvrant mon propre sacré, je distingue ce qui est réel, puissant et significatif de ce qui relève de l'ego, de l'orgueil ou de l'illusion – autrement dit, de la non-réalité. En reconnaissant le sacré dans l'autre, je prends conscience du Tout présent en chacun, manifesté par le souffle de vie. Le corps et ses champs énergétiques offrent un référentiel pour ce cheminement, reliant le microcosme (l'individu) au macrocosme (l'univers). Ces champs reflètent nos trois dimensions fondamentales : esprit, corps et âme.

Pour structurer ce processus, je m'inspire de la pédagogie musicale, qui offre un cadre clair, logique et universel, bien que subjectif :

A – Compréhension intellectuelle : J'explore la structure d'une note ou d'un concept (esprit). Cette étape pose les bases théoriques de l'apprentissage.
B – Intégration corporelle : Je joue la note, d'abord avec des erreurs, puis avec une maîtrise croissante. Je fusionne avec l'instrument, apprenant à incarner la pratique (corps).
C – Expression émotionnelle : Grâce à une aisance technique, j'exprime mes émotions avec justesse et musicalité. Je donne vie à une interprétation personnelle, imprégnée de mon âme (âme).
D – Connexion cosmique : Mon interprétation touche le public, transcendant les styles musicaux. L'instrument devient une extension de moi-même, et je transmets une émotion universelle (cosmique).
E – Unité universelle : Je ne suis plus seulement un musicien, je deviens la musique elle-même, en harmonie avec le Tout (universel).

Un cheminement vers l'équilibre

Ce processus montre que chacun peut débuter avec des forces différentes. Certains excellent dans l'analyse intellectuelle, d'autres dans le ressenti ou l'instinct corporel. L'essentiel est d'atteindre un équilibre entre ces dimensions à la fin de l'apprentissage. Le piège serait de se limiter à une seule faculté (ressenti, intellect ou instinct) sans un cadre solide pour les intégrer. Une fois cet équilibre atteint, le TSE s'engage sur la voie d'une vie essentielle, où le chemin devient une rencontre intime entre son être et le Tout, transcendant toute mesure.

L'ancrage est la clé de la thérapie somato-émotionnelle

Toutes les traditions médicinales et chamaniques s'appuient sur une métaphore universelle : l'arbre de vie. Comment un arbre se développe-t-il ? Une graine, enfouie dans une terre fertile, donne naissance à une racine qui s'enfonce pour trouver ses nutriments. Si l'ancrage est solide, une tige (le futur tronc) s'élève vers le ciel. Un ancrage insuffisant expose l'arbre à être déraciné par le vent, tandis qu'un mauvais centrage le fait pousser de travers. Les branches et les feuilles, enfin, établissent une connexion avec le Tout. Tout au long de sa vie, l'arbre suit ce même processus : approfondir ses racines, croître en hauteur, puis s'élargir dans l'espace.

De la même manière, la santé, la thérapeutique et la spiritualité reposent sur la qualité de l'ancrage dans la terre et du centrage dans le hara, le point d'équilibre au centre du corps. Le hara relie l'ancrage terrestre à la connexion céleste. Travailler cet ancrage, c'est s'enraciner dans l'instant présent, descendre son centre de gravité de la tête vers le corps, et accepter de vivre pleinement ici et maintenant. Cela implique un travail psycho-émotionnel et corporel profond. L'ancrage est indissociable de la neutralité du TSE, qui permet de donner au consultant son juste espace.

Équilibrer Âme, Corps et Esprit

Travailler uniquement l'ancrage peut mener à une plongée excessive dans les profondeurs du moi, au risque de sombrer dans la morosité. À l'inverse, se concentrer uniquement sur la connexion au ciel peut rendre instable, car l'émotionnel, par nature volatile, ne peut servir de fondation. Pour croître comme l'arbre, il faut travailler simultanément trois dimensions : l'ancrage dans la terre, le centrage dans le *hara*, et l'expansion dans l'espace. Ces trois aspects – âme, corps et esprit – doivent être harmonisés dans un même mouvement.

En cultivant cet équilibre, le thérapeute devient ce point stable pour l'intelligence universelle, capable d'accompagner le consultant vers l'ordre et la santé. Ainsi, la thérapie somato-émotionnelle ne consiste pas à imposer un savoir, mais à incarner un axe vivant, un pont entre le microcosme et le macrocosme, au service de la vie.

Le souffle de vie

Le "souffle de vie" est un concept présent dans de nombreuses traditions culturelles et spirituelles. Dans le cadre de la TSE, il désigne la dynamique vitale qui anime le corps et soutient les processus d'autorégulation. Il ne s'agit pas d'un objet mesurable au sens strictement biologique, mais d'une perception clinique : une sensation subtile, ressentie sous les mains du thérapeute comme un mouvement interne, une pulsation ou une expansion-rétraction du vivant.

Quand le souffle de vie circule librement, la personne éprouve davantage d'élan, de cohérence et de disponibilité. Lorsqu'il est entravé par des traumatismes, des conflits émotionnels ou des surcharges tissulaires, la vitalité semble diminuée ; le travail thérapeutique consiste alors à accompagner le retour de cette fluidité.

Dans la tradition judéo-chrétienne

Origine biblique : Dans la Genèse (2:7), il est dit que Dieu insuffla «le souffle de vie» (en hébreu *nishmat chayyim*) dans les narines d'Adam, le rendant ainsi un «être vivant». Ce souffle est souvent interprété comme l'âme ou l'étincelle divine qui distingue les vivants des non-vivants. Le souffle de vie est associé à la présence de Dieu dans l'être humain, symbolisant la connexion entre le divin et l'humanité.

Dans l'Islam

Dans le Coran, le concept est proche, notamment dans la sourate 32:9, où Allah insuffle «de Son esprit» (min rūḥihi) dans l'être humain. Ce souffle (rūḥ) est perçu comme l'élément spirituel qui donne vie et conscience. Il est souvent lié à l'idée de l'âme et de la responsabilité spirituelle de l'individu.

Dans l'hindouisme

Le concept de prāna est central. Le prāna est l'énergie vitale ou le souffle qui circule dans le corps, maintenu par la respiration et essentiel à la vie. Il est exploré dans les textes comme les Upanishads et dans la pratique du yoga. Le prāna relie le corps physique à l'esprit et est considéré comme une manifestation de l'énergie cosmique.

Dans le bouddhisme

Bien que le bouddhisme ne mette pas l'accent sur une «âme» permanente, le souffle (ānāpāna dans la méditation) est crucial dans des pratiques comme l'ānāpānasati (méditation sur la respiration). Le souffle est un outil pour atteindre la pleine conscience et comprendre l'impermanence de la vie.. Dans certaines traditions tibétaines, le souffle est lié aux énergies subtiles (lung en tibétain).

Dans le taoïsme

Le *qi* est l'énergie fondamentale qui anime la vie, reliant le corps, l'esprit et l'univers. Il est souvent traduit par «souffle», «énergie vitale» ou «force de vie».Dans le taoïsme, le qi est considéré comme une manifestation du Tao, le principe universel qui régit l'ordre cosmique. Il circule à travers les méridiens du corps humain et dans la nature, assurant l'équilibre et l'harmonie.

Selon le taoïsme, le *qi* provient de l'interaction entre le yin et le yang, les deux forces complémentaires qui régissent l'univers. Le souffle de vie est donc dynamique, en constant mouvement et transformation.

Dans les traditions africaines

Le souffle de vie est souvent perçu comme un don des ancêtres ou des divinités. Par exemple, chez les Yoruba, l'emi (souffle ou esprit) est donné par le créateur Olodumare pour animer l'être humain. Ce souffle est parfois vu comme un lien entre le monde physique et spirituel, reliant les vivants aux ancêtres.

Dans les traditions amérindiennes

Chez certains peuples autochtones, comme les Lakota, le souffle de vie est lié à Wakan Tanka (le Grand Esprit), qui insuffle une énergie sacrée dans toute la création.

Le souffle est souvent associé à l'air et à la nature, symboles de vie et d'interconnexion.

Le «souffle de vie» est un concept universel qui trancende les cultures, bien qu'il soit exprimé différemment. Il symbolise : L'origine divine ou cosmique de la vie. Une connexion entre le matériel et le spirituel. Une énergie ou une force essentielle à l'existence. Il est ce qui relie la matière au subtil. Pour émerger, il a besoin de l'axis mundi.

QU'EST-CE QU'UNE ÉMOTION ?

Le terme émotion vient du latin *emovere*, "mettre en mouvement". Une émotion est donc, avant tout, un mouvement du vivant. Elle mobilise à la fois le corps, le système nerveux, les perceptions et le psychisme.

Les émotions sont des réponses adaptatives ; elles renseignent sur ce qui est important pour la personne. Lorsqu'elles peuvent suivre leur cycle naturel : apparition, intensité, apaisement, intégration, elles contribuent à la régulation interne. Lorsqu'elles sont réprimées ou figées, elles tendent à s'inscrire dans le corps sous forme de tensions, d'hypervigilance ou de retrait.

La TSE n'essaie pas de contrôler l'émotion, mais d'en respecter le mouvement, en aidant le consultant à retrouver une capacité à la ressentir et à l'intégrer sans débordement. Une émotion est une réponse immédiate, globale et brève de l'organisme à une stimulation (interne ou externe), qui mobilise à la fois le corps (rythme cardiaque, respiration, posture, tonus musculaire, etc.), le système nerveux et hormonal, la perception subjective (plaisir, peur, colère, tristesse, etc.), et souvent un élan d'action (fuir, attaquer, s'approcher, se fermer…). Les émotions de base sont la joie, tristesse, peur, colère, dégoût, surprise, amour, honte, culpabilité, fierté, etc. Chaque émotion a une fonction adaptative :

- Peur : protéger, éviter le danger.
- Colère : poser une limite, restaurer son intégrité.
- Tristesse : intégrer une perte, se détacher.
- Joie : renforcer les liens, célébrer la vie.
- Dégoût : rejeter ce qui est toxique.
- Surprise : réorienter l'attention.

L'émotion peut être vue comme une onde de vie qui cherche à circuler dans le corps, une expression d'un mouvement intérieur lié à une expérience passée ou présente. C'est un mouvement de régulation, qui, si il est accueilli, s'écoule et libère de l'espace. Et s'il est bloquée, il crée des tensions et des fixations.

Il est fondamental de comprendre que l'émotion est une réponse, et donc un effet. Ce n'est pas la cause. Donc pour un travail en profondeur, il est essentiel de chercher la causes physiologique et psycho-social qui ont entrainés cette réponse.

L'origine : la perception d'un changement

Tout commence par une perception, consciente ou non. Le cerveau repère un changement dans l'environnement interne ou externe. Ce changement est comparé instantanément à nos mémoires passées (affectives, sensorielles, traumatiques). S'il évoque un danger, une perte, une opportunité ou une menace, l'organisme se prépare à réagir. Cette évaluation déclenche une cascade neurobiologique. Le système limbique, en particulier l'amygdale, détecte la valeur émotionnelle du stimulus. L'hypothalamus active ensuite le système nerveux autonome (SNA) (accélération du cœur, tension musculaire, respiration modifiée) et les hormones du stress (adrénaline, cortisol) si besoin. Et enfin, le tronc cérébral coordonne les réponses corporelles (fuite, attaque, immobilité, ouverture…).

C'est une réaction corporelle avant d'être psychologique.

La mise en mouvement du corps

Chaque émotion se traduit par un mouvement corporel spécifique :

- Colère : contraction, montée d'énergie, chaleur dans le haut du corps.
- Peur : retrait, crispation, respiration courte.

- Tristesse : relâchement, abaissement du tonus, fermeture du thorax.
- Joie : expansion, ouverture, respiration ample.

L'émotion met le corps en mouvement pour s'adapter : c'est une énergie de transformation.

La conscience émotionnelle (le vécu subjectif)

Quelques millisecondes après la réaction corporelle, le cortex préfrontal (zone rationnelle) reçoit l'information et interprète ce qui se passe : « J'ai peur », « je suis en colère », « je me sens triste ». C'est seulement à ce moment que l'émotion devient consciente. Autrement dit, le corps sent avant que l'esprit comprenne. Donc pour traiter une émotion, il est indispensable de passer aussi par le corps. Quand une émotion est accueillie et non bloquée, alors elle suit naturellement son cycle :

> activation > pic > apaisement > intégration.

Mais si elle est refusée, refoulée ou coupée par la pensée, l'énergie émotionnelle reste emmagasinée dans le corps. C'est ce qu'en TSE on pourrait appeler une stase de mouvement de vie. Dans l'approche TSE, l'émotion est perçue comme un mouvement énergétique qui cherche à se libérer. Elle peut être ressentie dans les tissus et le thérapeute, par sa présence stable et ouverte, offre un espace de sécurité pour que le mouvement s'accomplisse. Dire que l'émotion est un effet, c'est reconnaître qu'elle n'est pas une cause première, mais la conséquence d'un mouvement plus originel, c'est-à-dire un effet visible d'un processus invisible. Elle montre ce qui a été touché en nous, l'effet secondaire d'un mouvement plus profond, souvent lié à la vie qui cherche à se réajuster. Elle manifeste une tentative d'autorégulation du système vivant. Quand on comprend cela, on cesse de vouloir « gérer » ou « contrôler » ses émotions. On les considère comme des messagères, des effets révélateurs. Elles nous montrent ce qui cherche à se réharmoniser.

Ainsi :

- Ce n'est pas la peur le problème, c'est ce qui a créé la peur.
- Ce n'est pas la colère le problème, c'est la limite ou l'injustice perçue.
- Ce n'est pas la tristesse le problème, c'est la perte ou la rupture du lien.

Le rôle du TSE est alors de ne pas s'arrêter à l'effet, mais d'écouter la cause silencieuse, le mouvement de fond qui précède l'émotion.

Où est l'émotion dans le corps émotionnel ?

Elle doit se situer au niveau du ventre. La partie inférieure est le bassin (une bassine) qui contient les émotions. Le toit sont les coupoles diaphragmatique, soutenues par les piliers du diaphragme. En profondeur, les émotions sont soutenues par la racine du mésentère. On peut décrire un véritable réceptacle viscéro-émotionnel, constitué de trois étages fonctionnels :

- **Le bassin :** structure ostéo-ligamentaire formant un contenant stable. Il correspond, sur le plan neurovégétatif, à l'aire de décharge parasympathique sacrée (S2–S4), fortement impliquée dans les réponses viscérales primaires (miction, défécation, relâchement périnéal).
- **Le diaphragme thoracique :** frontière musculo-aponévrotique majeure, jouant un rôle de régulateur de pression et de flux émotionnel via le nerf phrénique, les afférences vagales et les variations de pression intra-abdominale.
- **La racine du mésentère :** véritable axe de stabilisation viscérale, contenant des réseaux lymphatiques, vasculaires et nerveux reliés aux plexus solaire et mésentérique. Elle constitue la « charnière » profonde du système viscéro-émotionnel.

Échappement émotionnel vers le bas (réaction parasympathique sacrée)

Lorsque la charge émotionnelle dépasse la capacité du système à la contenir, elle peut s'évacuer par la filière pelvienne :

- Activation excessive du parasympathique sacré ;
- Impulsion mictionnelle ou défécatoire (urgences, incontinence émotionnelle) ;
- Tremblements des membres inférieurs via la boucle motrice réflexe ;
- Perte de stabilité posturale liée à la déprogrammation tonique du plancher pelvien.

Échappement émotionnel vers le haut (réaction vagale et pression thoracique)

Le diaphragme cherche à contenir l'ascension de la charge émotionnelle :

- Hypertonie diaphragmatique ;
- Restriction respiratoire et augmentation de la pression intrathoracique ;
- Oppression thoracique, dysphagie fonctionnelle (« boule dans la gorge ») via le nerf vague ;
- Activation du système limbique entraînant cris, pleurs, vocalisations, et troubles ORL.

Rétraction émotionnelle vers l'intérieur (blocage viscéro-mésentérique)

Lorsqu'il ne s'agit ni d'une fuite vers le haut ni vers le bas, l'émotion peut se contracter en centripète :

- Hypertonie viscérale ;
- Ralentissement du transit (constipation) via le système entérique ;
- Douleur viscérale ou perception d'une masse (« boule au ventre »), liée à la convergence viscéro-somatique des afférences médullaires ;
- Réduction de la motilité mésentérique.

Le ventre n'est pas un symbole, c'est un organe émotionnel à part entière.

LA POSTURE THÉRAPEUTIQUE

Dans la TSE, la posture thérapeutique repose sur le concept d'immobilité dynamique. Cela combine la stabilité par un ancrage ferme dans le sol et une structure corporelle équilibrée. Le tout avec une disponibilité au mouvement, sans rigidité, permettant au corps de s'adapter ou de répondre aux besoins d'accompagnement du processus thérapeutique. Elle joue un rôle clé dans les perceptions. Cette posture favorise un état de présence et de fluidité énergétique, essentiel pour une interaction thérapeutique efficace.

Dans la relation d'aide, une bonne posture thérapeutique, permet d'établir une relation thérapeutique de qualité, optimiser les résultats pour le consultant et préserver l'équilibre du praticien. Elle combine empathie, professionnalisme et maîtrise de soi pour un accompagnement efficace et humain.

Les principaux avantages sont :

- Création d'un climat de confiance : Une posture thérapeutique adaptée, caractérisée par une écoute active, une attitude bienveillante et une présence attentive, favorise un lien de confiance avec le consultant. Cela lui permet de se sentir en sécurité et écouté.

- Amélioration de la communication : une posture ouverte (langage corporel, ton de voix, et contact visuel modéré facilitent les échanges. Elle encourage le consultant à s'exprimer librement, indispensable pour comprendre ses besoins.

- Réduction des biais et jugements : une bonne posture thérapeutique implique une neutralité bienveillante et un non-jugement. Cela permet au thérapeute de rester objectif, d'éviter les projections personnelles et de se concentrer sur les besoins du consultant.

- Renforcement de l'efficacité thérapeutique : en adoptant une posture empathique et professionnelle, le TSE peut mieux accompagner le consultant dans son processus de soin ou de guérison. Cela favorise l'adhésion du consultant au traitement.

- Prévention de l'épuisement professionnel : pour le praticien, cela aide à préserver son bien-être psychologique et à éviter le syndrome d'épuisement professionnel.

• Respect de l'éthique professionnelle : une posture thérapeutique appropriée garantit le respect des limites professionnelles, comme la juste distance émotionnelle.

• Stabilité et ancrage : avec une colonne vertébrale alignée, des épaules détendues et un centre de gravité bien positionné, offrent une base stable. Cette stabilité permet aux mains de travailler avec précision et sensibilité.

• Optimisation de la biomécanique : une posture adaptée debout ou assise avec les coudes à une hauteur confortable, permet aux muscles des bras, des avant-bras et des mains de fonctionner de manière optimale. Cela améliore la fluidité des mouvements et la capacité à percevoir des variations subtiles.

• Réduction des tensions musculaires : une mauvaise posture peut engendrer des tensions dans le cou, les épaules ou les bras, ce qui diminue la sensibilité des mains. Une posture équilibrée libère ces zones, permettant une meilleure proprioception et une perception manuelle plus fine.

• Amélioration de la concentration : une posture confortable et ergonomique réduit la fatigue physique, ce qui aide à maintenir une attention soutenue. Une concentration accrue aide à mieux interpréter les informations sensorielles captées par les mains, comme les différences de densité tissulaire ou les points de tension.

• Augmentation de la conscience corporelle : Une posture bien maîtrisée favorise une meilleure connexion entre le corps et l'esprit. Cela renforce la disposition à ressentir et à analyser les signaux tactiles, essentiels pour les TSE.

• Prévention des blessures : Une bonne posture protège les articulations et les muscles des mains et des poignets contre les microtraumatismes répétés. Cela permet de maintenir une sensibilité manuelle sur le long terme, sans douleur ou perte de fonctionnalité.

Une posture bien maîtrisée agit comme un levier pour optimiser la précision, la sensibilité et l'efficacité des perceptions manuelles. Elle permet de travailler avec plus de finesse, de réduire la fatigue et d'améliorer la qualité des interventions manuelles, que ce soit dans un cadre thérapeutique ou artistique. C'est un élément fondamental, à la fois sur le plan physique, et sur les plans énergétique, mental et spirituel. Elle joue un rôle clé dans la disposition du praticien à se connecter aux forces vitales du consultant et à faciliter le processus de guérison. Avant tout, stabiliser l'attention, c'est à dire sentir une pause en soi et laisser tomber les intentions. Le silence intérieur est la racine de toute stabilité. Sans silence, la posture n'est que mécanique, pas thérapeutique.

Le TSE laisse son poids couler dans les pieds, sans chercher d'équilibre. Les fluides profonds vont alors descendre, comme un lac qui se calme. Le système intérieur du TSE va se connecter au champ de sustentation autour. La stabilité ne vient pas du tonus, mais de la relation fluide au sol

Position des pieds et Hara

Les pieds sont posés à plat sur le sol, en contact avec leurs tubérosités (les points d'appui principaux sous le talon et l'avant du pied). Le TSE amène sa conscience dans l'interface entre les pieds et le sol. Les plantes des pieds sont conscientes, en contact avec le sol, transmettant une sensation de soutien et de force. Le bassin est légèrement plus haut que les genoux, ce qui implique souvent une assise sur une chaise ou un tabouret à la bonne hauteur. Les jambes sont détendues, mais toniques, prêtes à soutenir le corps sans tension excessive. L'objectif est d'assurer un ancrage solide, permettant une connexion énergétique avec la terre. Cela favorise la stabilité physique et émotionnelle pour le Hara.

Être dans son hara, ou tan tien inférieur, ce centre énergétique situé dans le bas-ventre, environ deux doigts sous le nombril, est une pratique ancestrale. Elle s'avère indispensable pour une présence authentique et équilibrée. Imaginez-le comme l'ancre d'un bateau : sans elle, vous dérivez au gré des vagues émotionnelles ou des distractions, avec elle, vous naviguez stable et confiant.

Au niveau physique, le hara offre une stabilité profonde et instinctive. En vous y connectant, par une respiration abdominale lente, vous ancrez votre posture et votre énergie dans le bas du corps, loin des tensions crâniennes ou thoraciques. Sans cette base, les mouvements ou les touchers thérapeutiques deviennent flottants, inefficaces, comme un arbre sans racines qui ploie au premier vent. Ensuite, sur le plan émotionnel et mental, le hara agit comme un régulateur naturel des flux intérieurs. C'est le siège de l'instinct primal, où les émotions refoulées (peur, colère) se manifestent souvent sous forme de nœuds ou de vide. En y résidant consciemment, vous cultivez une neutralité bienveillante : les pensées s'apaisent, l'empathie s'ouvre sans débordement, et vous évitez les projections personnelles sur l'autre. En TSE, par exemple, un praticien centré dans son hara écoute et accompagne sans envahir l'espace du consultant.

L'ancrage est un processus bidirectionnel :

• Du bas vers le haut : la stabilité physique part des pieds, des jambes, du bassin. Le thérapeute s'ancre dans la gravité pour soutenir le corps et rester solide. Le thérapeute utilise ses pieds et son bassin pour absorber la gravité et fournir un support stable. Cela permet de rester présent sans forcer le patient.

• Du haut vers le bas : le contrôle respiratoire, l'attention et l'intention consciente partent du haut du corps (crâne, centre thoracique) pour guider l'énergie et les mains dans la qualité de la palpation.. La tête, le diaphragme et le centre thoracique régulent l'intention, l'attention et le ressenti subtil, et transmettent cette qualité aux mains.

En TSE, ces deux directions sont simultanées et complémentaires, plutôt qu'une séquence stricte. Un thérapeute efficace maintient un équilibre dynamique : stabilité physique et fluidité perceptive.

Enfin, sans être ancré dans le Hara, l'énergie se disperse : fatigue chronique, hypersensibilité ou blocages persistent. En revanche, une connexion régulière amplifie la vitalité globale, renforce l'intuition et accélère les processus de guérison.

Alignement de la colonne vertébrale

La colonne vertébrale est posée sur le bassin, dans une position équilibrée et naturelle, respectant les courbures physiologiques (lombaires, thoraciques, cervicales). Le bassin est stable, servant de fondation pour la colonne. Cela évite les compensations ou les tensions inutiles. Une sensation d'alignement vertical, comme si un fil à plomb invisible traverse le rachis de haut en bas. Le TSE doit sentir en lui cette connexion qui le traverse et qui permet l'ouverture du TSE, puis du consultant. Quand l'alignement se réalise, l'espace intérieur du TSE apparait.

Être centré au niveau du rachis, cette colonne vertébrale qui s›étend comme un arbre central du corps, reliant la tête au bassin et abritant le système nerveux, est une pratique indispensable dans la TSE, car elle forme l'axe fondamental de notre structure physique, émotionnelle et énergétique. Imaginez le rachis comme le tronc d›un arbre majestueux : sans un centrage solide là, les branches (membres, pensées) s'agitent au vent, instables et vulnérables. Avec lui, l'ensemble s'élève harmonieusement vers la lumière.

Sur le plan physique, le rachis est le pilier structural par excellence : il soutient notre posture, transmet les forces gravitationnelles et protège la moelle épinière, ce canal vital où circulent les impulsions nerveuses. En vous y centrant, par une conscience respirée et une perception d'alignement, vous renforcez cette stabilité innée. Sans cela, les tensions quotidiennes (stress, mauvaise posture) s'accumulent en déséquilibres : douleurs lombaires, cervicalgies ou même hernies, rendant toute intervention thérapeutique fragile. C'est indispensable car un thérapeute ou un patient non centré risque de propager ces instabilités, comme un échafaudage bancal qui s'effondre sous le poids d'un simple geste. Ensuite, émotionnellement et mentalement, le rachis est un réservoir profond des expériences vécues : c'est là que se cristallisent souvent les «armures», ces rigidités musculaires nées de chocs passés, de peurs ou de traumas. Être centré au rachis permet de dissoudre ces nœuds avec douceur, libérant un flux émotionnel fluide et une clarté mentale. Sans cette ancrage, l'esprit vagabonde dans les extrêmes, hypervigilance thoracique ou dissociation pelvienne, et l'empathie thérapeutique s'effrite, envahissant l'espace de l'autre au lieu de l'élargir. Etre centré au rachis n'est pas une posture figée, mais une respiration vivante qui unit corps, cœur et esprit en un tout cohérent : elle prévient les risques, approfondit les connexions et accélère les transformations.

Lorsque le centrage et l'allongement du rachis atteint le crâne, au milieu de ce dernier est le point d'équilibre du crâne. De ce point, la conscience regarde alors en soi vers le bas et au loin devant.

La complémentarité entre le hara et le centrage rachidien, ces deux piliers d'ancrage intérieur, est comme celle d'une racine profonde et d'un tronc souple dans un arbre centenaire : ensemble, ils ne se contentent pas de soutenir, ils nourrissent, canalisent et élèvent une vitalité harmonieuse, transformant une simple stabilité en une présence fluide et résiliente. Dans les pratiques TSE, cette union n'est pas une option, mais un fondement essentiel, car elle relie l'instinct primal (hara) à la structure globale (rachis), évitant les déséquilibres où l'un sans l'autre crée des faiblesses : une énergie dispersée en bas, ou une rigidité haute sans fondations. Le hara enracine pour vitaliser, le rachis élève pour structurer, et ensemble, ils forgent une incarnation complète, résiliente face aux tempêtes de la vie. C'est le secret d'une pratique thérapeutique ou personnelle authentique. Lorsque le mouvement du diaphragme est facile, je sais que je suis dans mon bon positionnement.

La ligne de gravité en position assise : repères pour S2

En position assise, l'objectif est de permettre à la ligne de gravité de se projeter juste en avant de S2 (deuxième vertèbre du sacrum), dans une organisation de moindre effort. Pour cela le poids du corps repose clairement sur les tubérosités ischiatiques. Le bassin trouve une antéversion neutre, souple, non forcée. La courbure lombaire physiologique est présente sans exagération et le tronc s'empile naturellement, sans redressement volontaire. La respiration abdominale devient facile, ample et souple.

Lorsque le bassin part en rétroversion, la ligne de gravité passe en arrière de S2. Lorsqu'il est en antéversion excessive, la ligne passe trop en avant et crée une surcharge lombaire.

La perception

Le TSE s'assoit sur le bord antérieur de la chaise, les pieds posés à plat au sol, écartés de la largeur du bassin. Il commence par effectuer de petites bascules du bassin vers l'avant puis vers l'arrière afin de percevoir les variations d'appui sous les tubérosités ischiatiques. Il laisse progressivement apparaître le point où la pression devient égale, nette et stable sous les deux ischions, en évitant tout appui sur le sacrum ou le coccyx. Cette symétrie constitue la base de sustentation de la posture assise.

À partir de cet appui, le bassin est laissé libre de revenir vers une position médiane, sans cambrer volontairement ni s'enrouler. Une légère antéversion neutre apparaît spontanément et le praticien peut sentir que le poids du corps descend dans le bassin et se projette juste en avant du sacrum, au niveau de S2. Le rachis lombaire se forme alors naturellement, sans contraction des muscles érecteurs, donnant la sensation d'une suspension au-dessus du bassin.

Sans chercher à se redresser, la colonne vertébrale se déploie d'elle-même vers le haut. Le rachis dorsal s'élargit, la cage thoracique reste mobile et les épaules se relâchent vers le bas. Le sternum demeure libre, non projeté. Cette organisation correspond à un empilement axial passif, stable et vivant, qui ne demande aucun effort de maintien.

La tête est ensuite laissée en équilibre au sommet de la colonne. Le menton se rapproche légèrement de la gorge de façon naturelle, ce qui allonge la nuque et diminue les tensions sous-occipitales. L'oreille se place dans l'axe de l'épaule, signe d'un bon alignement céphalo-cervical.

Le regard se pose à l'horizontale, à hauteur des yeux, dans l'axe du corps. Il reste large, périphérique et non crispé. Cette qualité de regard stabilise la posture sans augmenter le tonus cervical et participe à l'équilibre global. La langue contre le palais supérieur derrière les dents.

Les membres inférieurs complètent la stabilité posturale. Les pieds demeurent en appui franc sur le sol, avec une répartition du poids entre les talons et les avant-pieds, et les genoux se situent approximativement à angle droit. Cette organisation élargit le polygone de sustentation et soutient la verticalité.

La respiration est ensuite observée sans être modifiée. Elle devient spontanément abdominale et costo-diaphragmatique, libre de toute élévation des épaules. La fluidité respiratoire confirme la justesse de l'organisation tonique.

Dans cette posture, le praticien peut percevoir que le poids traverse le bassin verticalement, que la ligne de gravité se situe juste en avant de S2 et que le tonus postural est minimal mais présent. Il n'y a pas d'effort de maintien, seulement une stabilité souple et disponible. Cette position correspond à une organisation de moindre dépense énergétique, favorable à la perception de la ligne médiane et à la qualité de présence nécessaire au travail en TSE.

Une posture assise équilibrée du praticien diminue l'activité musculaire parasite et réduit les micro-contractions des ceintures scapulaire et lombaire. Cette diminution du tonus inutile améliore la finesse de la perception tactile et permet un contact plus précis et moins intrusif pour le consultant.

Lorsque le centre de gravité du praticien est stable et que ses appuis sont symétriques, les membres supérieurs bénéficient d'une base mécanique fiable. Le toucher devient constant, non fluctuant et non tremblant, ce qui renforce la sensation de sécurité chez le consultant. L'alignement postural conditionne en effet la stabilité des membres supérieurs et la qualité du geste. Le corps est suspendu par la tête. Un TSE dont le tonus est minimal n'impose pas de schéma de tension au patient. Cette neutralité tonique favorise la diminution des réponses défensives et facilite le relâchement musculaire et neurovégétatif. Le tonus postural est modulé par les informations sensorielles et relationnelles, ce qui signifie que l'organisation corporelle du thérapeute influence directement celle du consultant.

Une posture équilibrée libère également la respiration du praticien et diminue la charge cognitive liée au maintien postural. L'attention devient plus disponible, plus stable et plus continue. Cette qualité de présence est perçue par le consultant comme une forme de contenant sécurisant, ce qui favorise la confiance et la détente. Les relations entre posture et perception montrent que la stabilité corporelle améliore les capacités perceptives et attentionnelles.

Sur le plan mécanique, lorsque la ligne de gravité traverse le bassin du praticien, les forces sont transmises depuis le centre du corps plutôt que produites localement par les mains. Le geste thérapeutique devient plus économique, plus précis et plus doux, ce qui réduit les contraintes pour le consultant tout en augmentant l'efficacité du traitement.

Enfin, une posture stable communique de manière implicite un état de calme et de sécurité. Cette stabilité corporelle participe à la co-régulation du système neurovégétatif du consultant, favorisant la diminution de l'hypervigilance et l'installation d'un état de détente. Pour le consultant, cela se traduit par un toucher plus fin, une sensation de sécurité accrue, un relâchement tonique plus rapide et une meilleure qualité de présence thérapeutique.

Ouvrir l'espace intérieur du TSE

Développer l'espace en soi, c'est créer une chambre intérieure suffisamment vaste et silencieuse pour accueillir la présence du consultant sans se contracter, sans agir, et sans projeter. C'est un acte de préparation intérieure, pas une technique. Je dois trouver le positionnement en moi qui permet à mon rachis de s'ouvrir verticalement. Laissant le passage à un fil vivant du coccyx au vertex. C'est l'axe vivant. Il ouvre les pariétaux et la partie inférieur du bassin. Quand cet axe émerge, l'espace intérieur s'élargit naturellement. Puis le TSE passe de l'intention à l'attention. Car l'intention rétrécit (vouloir sentir, vouloir aider), tandis que l'attention ouvre (être là, sans attente). Apparait alors une détente des épaules, du diaphragme, et de la langue. Les contours du corps deviennent moins durs, il apparait en forme de poire. Le silence n'est pas un effort, c'est ce qui reste quand le TSE arrête de faire. Il est juste à l'écoute. L'espace intérieur naît de la sensation d'être contenu par plus grand que soi. Quand le thérapeute sent qu'il est "tenu", il n'a plus besoin de tenir. Enfin, laisser l'attention s'ouvrir à tout l'espace, ses mains, son corps en entier, la pièce, la ville, la région. L'espace en soi grandit car l'attention n'est plus localisée, mais globale.

Il ne faut pas chercher l'espace… mais le laisser apparaître car il se déploie quand le thérapeute cesse de contracter son attention. Si je le cherche, je vais perdre ma stabilité et mon incarnation.

Ouvrir l'espace intérieur en soi, c'est :

- Etre dans son Hara
- se déposer dans son axe intérieur
- relâcher l'intention
- se laisser respirer
- s'ouvrir au silence
- laisser élargir l'attention
- laisser les forces plus grandes prendre la direction

Et alors, la qualité de la présence change : le TSE n'est plus "en train de faire", il est en train d'être, et le consultant se sent accueilli dans un espace qui ne juge pas, ne force pas, ne serre pas.

L'espace est le lieu où la santé et les forces vitales se manifestent vraiment. En TSE, la santé ne vit pas dans une structure fixe ou rigide. Elle ne naît pas non plus quand on applique des forces extérieures fortes sur le corps. La santé apparaît dans le champ interne du corps. Elle s'exprime surtout dans l'espace qui existe à l'intérieur des tissus. Cet espace permet aux rythmes naturels du corps de bouger librement. Quand l'espace interne diminue ou se restreint, les tissus ne peuvent plus bouger comme ils devraient. Cette limitation d'espace perturbe le fonctionnement normal et donc la santé. L'objectif n'est donc pas de « réparer » ou de forcer une structure. L'objectif est de redonner au corps son espace naturel pour que le mouvement interne revienne tout seul.

En pratique, le TSE crée autour de lui un espace neutre, calme et accueillant. Dans cet espace neutre, les rythmes du corps peuvent s'exprimer librement, sans être perturbés. L'espace dont on parle ici n'est pas seulement physique. C'est aussi un espace sensoriel et perceptif. C'est un champ libre que le thérapeute offre au corps pour qu'il fasse son propre travail d'autorégulation.

L'espace est le lien vivant entre la structure, le mouvement et la santé. Le corps n'est pas une machine faite de pièces solides et immobiles. Le corps est un système en mouvement permanent : rythmes, fluides, énergies subtiles, potentiels vitaux. Tous ces mouvements ne peuvent exister et s'exprimer que s'il y a assez d'espace disponible.

Est-ce que l'espace autour de cette articulation permet le mouvement subtil ? Ou est-ce qu'il le limite ? Le TSE laisse le corps se réorganiser tout seul quand l'espace redevient suffisant. Cette vision change complètement la façon de voir les choses. On passe d'un modèle statique (les structures fixes) à un modèle dynamique et fluide. La santé n'est plus une qualité figée des tissus. La santé devient un échange vivant d'énergie dans un espace sensoriel qui respire et qui vit.

Le contact thérapeutique soutient l'espace sans jamais le contrôler., le toucher est très léger, très subtil. Il n'est jamais directif ni interventionniste. Le TSE offre un espace de perception interne au corps du patient. Dans cet espace sécurisant et neutre, l'organisme peut activer ses propres mécanismes d'auto-réparation.

- L'espace est plus important que la structure elle-même, car c'est dans l'espace que les rythmes de santé s'expriment.
- Le TSE ne force rien : il écoute et crée un espace neutre avec un toucher très subtil.
- Quand cet espace sensoriel interne est restauré, le corps retrouve naturellement sa capacité d'autorégulation et de guérison.

L'espace est un contenant perceptif. C'est la capacité du praticien à percevoir un champ large, non localisé, non intentionnel dans lequel les phénomènes tissulaires apparaissent. C'est une fonction de perception, pas un état tissulaire.

L'ouverture est un processus tissulaire et physiologique. C'est le moment où un système passe de la compression à l'expansion, de la densité à la fluidité, et de la fixation à la mobilité. C'est donc un changement dans le patient, pas dans la perception du praticien.

- Le praticien établit l'espace.
- Le système entre en neutral.
- Le vivant s'organise autour du point de reliance.
- Le tissu entre en ouverture.

En TSE, il ne s'agit pas de créer l'espace le plus grand possible, mais un espace suffisant, organisé et stable, en relation avec la capacité du consultant et l'ancrage du praticien. C'est un état d'équilibre dynamique et non comme une expansion illimitée. Le TSE reste centré et contenu, avec une orientation claire vers la ligne médiane. L'espace doit être structuré et relié à la terre, sinon la perception perd en précision. Lorsque l'espace devient trop vaste, le praticien peut perdre la sensation de gravité, la perception de la ligne médiane et la relation avec les tissus. La palpation devient alors moins lisible et moins fonctionnelle. Un espace excessif peut aussi dépasser la capacité d'intégration du consultant et entraîner des signes d'instabilité neurovégétative ou de dissociation. L'espace thérapeutique doit donc être large mais contenu, ouvert mais organisé, et toujours relié à l'ancrage du TSE. Cet espace ajusté permet une meilleure lisibilité et favorise les processus d'autorégulation.

La qualité de l'espace est juste lorsque la perception est stable, que le praticien reste ancré, que les tissus sont en relation et que le consultant montre des signes de régulation autonome. Dans ces conditions, l'espace soutient le processus thérapeutique au lieu de le disperser.

En TSE, on peut considérer que l'on donne réellement de l'espace à son consultant lorsque le praticien cesse de vouloir produire un effet et s'installe dans une présence sans intention correctrice, ouverte et disponible. Cette qualité de présence se décrit comme une attitude de "laisser faire" plutôt que de "faire", une présence en "non-agir".

Lorsque cet espace est présent, le système du consultant manifeste spontanément des signes d'autorégulation, tels qu'un changement de respiration, des micro-mouvements involontaires, un relâchement global du tonus ou encore des phases d'immobilité vivante. Ces phénomènes ne doivent pas être induits par le praticien, mais apparaître d'eux-mêmes, ce qui constitue un indicateur clinique que le système trouve ses propres voies d'organisation. Le TSE peut aussi visualiser l'espace interne et externe du consultant qui se développe.

Dans la relation thérapeutique, donner de l'espace se traduit également par une perception d'un champ partagé dans lequel le praticien ne se vit plus comme celui qui agit, mais comme celui à travers lequel quelque chose opère. Le processus thérapeutique dépasse l'action volontaire du praticien. À l'inverse, si le praticien ressent un effort, une volonté d'obtenir un résultat, une focalisation sur une structure précise ou une fatigue en fin de séance, cela indique généralement qu'il est encore en train d'intervenir et donc de limiter l'espace disponible pour le consultant.

En synthèse, on peut dire que l'on donne de l'espace lorsque l'on est capable de percevoir sans intervenir et que le système du consultant évolue de lui-même, sans être dirigé.

L'objectif clinique n'est donc pas d'augmenter l'espace au maximum, mais de trouver un espace suffisant, contenu, médian et adapté à la capacité du système du consultant.

La bienveillance et l'espace

Être bienveillant signifie : adopter une attitude respectueuse, attentive et non nuisible, même en situation de désaccord. Il s'agit d'être attentif à l'autre dans un cadre clair.

Ici, la bienveillance correspond à une attitude interne non-menaçante envers ses sensations corporelles : absence de lutte contre ce qui est ressenti et de jugement interne. Le TSE est disponible à la perception, avec une intention non agressive envers soi Ce type d'état modifie objectivement le fonctionnement du système nerveux.

Quand le système nerveux sort du mode protection, le TSE note en lui une baisse de la co-contraction musculaire inconsciente. Une diminution des chaînes de tension myofasciale et un relâchement diaphragmatique.

La bienveillance favorise une perception corporelle non alarmante, ce qui permet une meilleure intégration insula / cortex préfrontal, moins d'hypervigilance et plus de cohérence respiratoire et cardiaque. Ce que le TSE appelle "ouverture" correspond à la diminution de la stratégie de survie, une augmentation de la capacité de mouvement intrinsèque et une meilleure expression des forces auto-régulatrices.

Il peut alors ouvrir l'espace. Le terme "espace" n'est pas anatomique mais correspond à un élargissement du champ attentionnel, une diminution de la focalisation et une meilleure régulation cortico-limbique. Quand la menace diminue et que le calme intérieur apparait, le cerveau autorise une perception globale.

Attention consciente

L'attention consciente consiste à porter une attention délibérée et bienveillante à ce qui se passe en vous et autour de vous, sans jugement. L'attention est d'abord est portée en soi-même : la respiration (notamment l'expiration en A), les jambes, les plantes des pieds et l'ancrage.

Le TSE, en adoptant une posture neutre et centrée, se met en résonance avec les forces cosmiques ou le «Souffle de Vie», qui relie le corps humain aux dynamiques universelles. Cette posture permet au thérapeute de soutenir le processus d'auto-guérison du consultant. C'est un état d'Etre. Il porte ensuite attention à ce qui se passe autour de lui et du consultant. Le TSE agit comme un miroir ou un réceptacle des énergies du macrocosme, permettant à celles-ci de s'exprimer à travers le consultant. Sa posture, tant physique que mentale, est donc une sorte de «point d'ancrage» entre le consultant et l'univers.

Les conséquences d'une mauvaise posture sont multiples. Le manque d'ancrage réduit l'efficacité des actions thérapeutiques. Le trop de volonté ou d'ouverture provoque des déséquilibres émotionnels ou énergétiques. Le manque d'humilité ou de confiance entraîne des problèmes relationnels et une fermeture du consultant.

L'incarnation

Etre incarné signifie que le TSE est pleinement présent dans son corps, de façon stable, relâchée et consciente, de sorte que son corps devient un outil fiable de perception et de relation thérapeutique. Sur le plan clinique, l'incarnation correspond à la stabilité du praticien, tandis que la présence correspond à la qualité de son attention. Lorsque ces deux dimensions sont réunies, la perception devient fiable. En l'absence d'incarnation, la perception est déformée. En l'absence de présence, elle disparaît.

Le principe central est que la qualité de la présence clinique dépend directement du niveau d'incarnation du TSE. Plus le praticien est incarné, plus son système est stable. Cette stabilité permet une meilleure qualité de présence, c'est-à-dire une attention plus claire et plus continue. Cette qualité de présence améliore ensuite la perception, ce qui rend le geste thérapeutique plus pertinent et plus ajusté.

Le travail commence par l'ancrage corporel, qui constitue la base de l'incarnation. Il s'agit de quitter une activité mentale excessive pour revenir dans le corps. Le praticien porte son attention sur la répartition du poids dans ses pieds, en veillant à un équilibre entre l'avant et l'arrière. Il cherche à percevoir clairement le contact avec le sol et à sentir un axe vertical qui relie le périnée au sommet du crâne. Un indicateur simple permet de vérifier cet état : dès que la sensation des pieds disparaît, l'incarnation diminue.

L'étape suivante concerne l'organisation posturale. Le corps doit être disponible et non contraint. Le praticien évite toute tension inutile et ajuste son tonus pour qu'il soit ni trop faible ni excessif. La colonne vertébrale reste libre et mobile. Dans cette perspective, la véritable immobilité apparaît lorsque le praticien n'interfère pas. Toute tension inutile vient perturber la perception et crée du bruit dans le système.

L'attention doit être organisée en trois temps. Elle se place d'abord dans le corps du praticien afin de maintenir l'ancrage. Elle s'ouvre ensuite à l'espace entre le TSE et le consultant. Enfin, elle peut inclure le corps du consultant. Une erreur fréquente consiste à diriger directement l'attention vers le patient, ce qui entraîne une perte d'incarnation. L'ordre juste est donc toujours : soi, puis l'espace, puis le consultant.

La qualité de la perception dépend de l'ouverture perceptive. Il s'agit de développer une perception globale et non focalisée. Le TSE adopte une forme de vision périphérique, même les yeux fermés, et une écoute large, non ciblée. Il cherche à percevoir l'ensemble du champ plutôt qu'un point précis, comme une conscience du champ global. Dès que l'attention se focalise excessivement, le mental reprend le dessus et la qualité de présence diminue.

L'attitude interne du praticien est un élément déterminant. Elle repose sur une absence de volonté d'agir. Le praticien ne cherche ni à faire, ni à corriger. Il reste disponible à ce qui se présente. Dès qu'une intention volontaire apparaît, la présence diminue et la perception se restreint.

En séance, un outil simple consiste à vérifier régulièrement son état à travers cinq questions. Le praticien peut se demander s'il sent ses pieds, si son corps est libre, où se situe son attention, si sa perception est large et s'il est en train d'agir ou simplement d'écouter. Si une de ces dimensions disparaît, cela signifie qu'il sort de l'état de présence incarnée.

Certaines erreurs sont fréquentes et doivent être identifiées. La surconcentration entraîne une activité mentale excessive et une perte de contact avec le corps. La volonté thérapeutique, c'est-à-dire le désir de corriger ou de sentir, ferme la perception. Enfin, la dissociation corporelle, fréquente chez les praticiens expérimentés, peut donner une illusion de présence alors que le corps n'est plus réellement impliqué.

Pour soutenir cet état, le praticien peut utiliser une formulation interne simple, comme « rappel à soi ». Ces formulations doivent rester simples et non conceptuelles afin de ne pas relancer l'activité mentale. A terme, les formulations internes et silencieuses doivent disparaitre.

À un niveau plus avancé, lorsque l'état est juste, l'effort disparaît. La perception devient globale et évidente, et l'action thérapeutique se réduit au minimum, voire disparaît. C'est dans ce sens que le TSE travaille avec les forces de santé.

L'ACCUEIL

Dans le cadre de la thérapie somato-émotionnelle, bien accueillir le consultant sert à établir une relation de confiance et une communication ouverte. Le TSE montre son respect et son écoute pour un processus de guérison.

Créer un espace sécurisant et bienveillant

Préparez un espace calme, chaleureux et ordonné. Une pièce bien aérée, avec une lumière douce, des couleurs apaisantes et un mobilier confortable aide le consultant à se sentir à l'aise. Évitez les distractions sonores ou visuelles.

Prenez un moment avant la séance pour centrer votre propre énergie (par exemple, à travers une respiration consciente ou une courte méditation). Cela permet de purifier l'espace énergétique et de l'imprégner d'une intention de bienveillance. Adoptez une posture ouverte (bras non croisés, corps légèrement penché vers l'avant) et un sourire naturel. Votre langage corporel doit refléter l'écoute et l'acceptation inconditionnelle. Soyez pleinement présent, ancré dans l'instant. Cela signifie mettre de côté vos préoccupations personnelles et être attentif aux signaux verbaux et non verbaux du consultant. Une présence attentive crée un espace où le consultant se sent vu et entendu.

Accueillez le consultant en tant qu'être humain, et non comme un porteur de pathologie. Établissez un contact visuel respectueux, sans insistance, pour transmettre votre attention et votre disponibilité. Si le consultant semble mal à l'aise, ajustez-vous à son rythme. Dès l'arrivée du consultant, observez sa posture, sa démarche, son expression faciale et son énergie générale. Ces indices peuvent révéler des tensions physiques ou émotionnelles. Il est donc important de ne pas avoir de bureau entre soi et le consultant.

Honorer le souffle de vie et l'énergie du consultant

Chaque consultant a un rythme unique. Certains auront besoin de silence pour s'installer, d'autres de parler immédiatement. Adaptez-vous à leur tempo et évitez de précipiter la séance. Dans une perspective somato-émotionnelle, soyez conscient de l'énergie que le consultant apporte. Sans chercher à « lire » ou interpréter de manière prématurée, laissez votre propre énergie (votre « souffle de vie ») rester stable et ouverte pour accueillir. Cela peut se traduire par une respiration consciente partagée ou un moment de calme commun pour s'aligner.

Reconnaître le consultant dans sa globalité

Considérez le consultant comme un microcosme, avec ses corps énergétique, émotionnel, physique et spirituel. Par exemple, s'il mentionne une douleur physique, explorez doucement si elle peut être liée à une émotion ou à un déséquilibre énergétique, sans forcer une interprétation.

Pour le consultant, quels sont les causes de sa souffrance ? La réponse vous donne déjà une compréhension de l'avancée du consultant par rapport à son autonomie. Quelle que soit la raison de sa venue, validez son expérience sans jugement. Demandez au consultant ce qu'il espère de la séance ou de la thérapie. Et enfin, expliquez les modalités de la séance (durée, déroulement, confidentialité).

Poser le cadre thérapeutique

Poser un cadre pour une bonne reliance thérapeutique est fondamentale. C'est établir un environnement structuré, clair et sécurisant qui favorise l'alliance thérapeutique. C'est-à-dire la relation de confiance et de collaboration entre le TSE et le consultant. La reliance thérapeutique repose sur un cadre cohérent et adapté, qui permet au consultant de se sentir en sécurité pour s'engager dans le processus thérapeutique.

Adopter une posture empathique et non jugeante

Montrez que vous êtes pleinement présent en reformulant ou validant les émotions du consultant. Maintenez un contact visuel adapté, une posture ouverte et un ton de voix chaleureux pour transmettre de l'empathie. Accueillez les propos du consultant sans critique, même face à des sujets sensibles, pour qu'il se sente libre de s'exprimer.

L'empathie neutre

En TSE, l'empathie peut être définie comme la capacité du thérapeute à se connecter profondément au vécu du consultant, à la fois sur le plan émotionnel, et sur les plans physique, énergétique et spirituel, tout en maintenant une posture de neutralité et de présence consciente. Elle va au-delà de la simple compréhension intellectuelle des ressentis du consultant : c'est une résonance subtile avec son état global, incluant ses rythmes vitaux et son lien avec le macrocosme. C'est une empathie « systémique » qui transcende le personnel pour s'aligner sur les forces universelles.

Contrairement à une empathie émotionnelle classique, où l'on pourrait « absorber » les émotions du consultant, le TSE reste dans un état de neutralité, agissant comme un miroir qui reflète et soutient les forces de santé du consultant sans s'impliquer personnellement. Il reconnait l'émotion sans la prendre sur soi, comme s'il regardait une vague passer sans se laisser emporter par elle.

Personnaliser l'approche pour renforcer la reliance

Ajustez votre ton et votre langage au consultant. Et nommez ou validez les ressentis du consultant, surtout s'il semble anxieux ou hésitant. Ne forcez pas le consultant à partager trop vite, laissez-lui le temps de s'ouvrir à son propre rythme.

Favoriser une collaboration active

Invitez-le à exprimer ses attentes ou ses craintes concernant la thérapie et montrez que la thérapie est un travail d'équipe, où le consultant a un rôle actif. Soulignez les progrès, même minimes, pour renforcer sa confiance en lui et dans le processus.

« Nous allons avancer ensemble, et vos retours m'aideront à mieux vous accompagner. »

Gérer les résistances avec bienveillance

Normaliser les réticences : si le consultant parait méfiant ou fermé, reconnaissez cela sans le confronter directement. Utilisez les moments de doute pour comprendre les peurs ou expériences passées du consultant, renforçant ainsi la relation. Ensuite, maintenez une attitude stable et prévisible, pour montrer que vous êtes un repère fiable.

« Je suis là pour vous écouter et vous accompagner dans ce qui vous amène à votre rythme. Cet espace est le vôtre, et nous avancerons ensemble, et si une information ne vous semble pas clair ou vous inquiète, n'hésitez pas à m'en parler. Comment vous sentez-vous à l'idée de commencer ? »

Conseils pratiques

- Soyez authentique, une présence sincère et humaine est plus rassurante qu'une posture trop formelle.
- Observez les signaux non verbaux du consultant, ils sont les plus justes.
- Tenez compte du contexte culturel, social ou personnel du consultant pour éviter des malentendus. Explorez doucement son histoire (expériences passées avec des professionnels, trahisons) pour comprendre ses réticences.
- Avec des populations spécifiques (ex. : adolescents, personne avec traumas), la patience et la régularité sont clés pour établir la confiance.
- Amenez un consultant vers la guérison vraie demande du temps, de la constance et une attention particulière à ses besoins. Si vous voulez que le consultant retourne vers son authenticité, il faut l'être soi-même. En effet, la conscience reconnait tout de suite un message non vrai.

Accueil et écoute du consultant

Laissez le consultant s'asseoir en premier pour qu'il se sente à l'aise. C'est une règle de politesse que d'indiquer à celui qui vient, de s'assoir. Puis adopter une posture en miroir avec celle du consultant pour créer une connexion, ou restez en position neutre si cela semble plus approprié. Il est souhaitable d'éviter les postures fermées, les bras croisés ou une position trop détendue. Les doigts croisés sont acceptables. Je garde un regard bienveillant, évitez de froncer les sourcils, et maintenez une expression ouverte (sourcils légèrement relevés). Connectez-vous à son regard. L'objectif relationnel est de créer une rencontre authentique et favorisez une reliance thérapeutique fondée sur la confiance. Une fois assis, accueillez le consultant avec bienveillance :

« Je vous écoute »

C'est un ton direct, simple et engageant. Cette phrase ouvre l'espace du consultant. Elle indique une attention immédiate et une invitation claire à s'exprimer. Elle offre au consultant sa place. Elle crée une impression de proximité et d'authenticité, ce qui peut rassurer un consultant qui préfère une approche authentique et convient bien pour un cadre thérapeutique où le TSE souhaite l'encourager à parler sans détours. Puis encouragez le consultant à exprimer tous ses maux en posant des questions ouvertes : « Très bien, et quoi d'autre ? » ou « Merci, pouvez-vous m'en dire plus ? » , ou « c'est-à-dire ? ». Répétez autant que nécessaire pour obtenir une vue complète.

L'objectif de l'écoute et de permettre au consultant d'exprimer l'ensemble de ses symptômes, de comprendre son état de santé et surtout sa perception de celui-ci. D'initier éventuellement, un processus d'introspection pour évaluer jusqu'où le consultant est prêt à aller dans son exploration personnelle. Et, enfin, d'identifier la place réelle du symptôme principal dans son vécu.

Le TSE évitera donc les questions tels que : " Que puis je faire pour vous ?", qui place le thérapeute en sauveur qui a le pouvoir, et le consultant en état de dépendance. C'est donc anti-thérapeutique. L'autre question qui est non adaptée est : " Qu'est ce qui vous amène ?", car elle réduit la consultant à un symptôme.

Anamnèse du symptôme principal

Posez des questions précises pour comprendre le symptôme :

- Où se manifeste-t-il ?
- Depuis quand est-il présent ?
- Comment se manifeste-t-il (intensité, fréquence, nature)
- Quelles sont ses conséquences dans votre quotidien ?
- Avez-vous effectué des examens médicaux ? Quels résultats?
- Selon vous, quelle est la cause de ce symptôme ?

Une fois que vous savez tous sur ce premier symptôme, posez la question : « Et quoi d'autre ? », puis recommencez le même processus autant que nécessaire.

Anamnèse globale du consultant

Explorez l'historique médical et le contexte global :

- Antécédents médicaux : « De façon générale, avez-vous des antécédents médicaux ? Fractures, hernies discales, maladies spécifiques, opérations chirurgicales, etc.? »
- Médicaments : « Prenez-vous des traitements médicamenteux ? »
- Évaluation systémique :
    - Tête : Vertiges, migraines, acouphènes, interventions dentaires ?
    - Thorax : Problèmes cardiaques, pulmonaires ?
    - Ventre : Troubles digestifs ?
    - Petit bassin : Problèmes gynécologiques ou urologiques ?
        - Histoire obstétricale : « Avez-vous eu des enfants ? Accouchement par césarienne ? Utilisez-vous un moyen de contraception ? »

        Tests spécifiques : vérifiez les épines irritatives si cela est pertinent. (Vu dans un autre chapitre).

Diagnostic d'exclusion

Assurez-vous de ne pas passer à côté d'une cause médicale sous-jacente nécessitant une orientation vers un médecin.

Présentation de l'approche TSE

Une fois l'anamnèse finie, vous pouvez introduire la suite de la séance comme suit :

« Merci pour ces informations. Si vous êtes d'accord, nous allons regarder tout cela. Je vous demanderai simplement d'enlever vos chaussures, votre ceinture, et tout objet pouvant gêner. »

Puis le TSE explique la séance : « Mon premier objectif est d'identifier les blocages fonctionnels et énergétiques qui limitent le fonctionnement optimal de votre corps. Pour ce, je vais vous demander d'effectuer certains mouvements pour évaluer votre amplitude articulaire. Ensuite, je vous inviterai à vous allonger sur la table pour refaire ces tests en position couchée. Avec mes mains, je vais chercher à percevoir les structures à traiter, qu'elles soient sur le plan physique, énergétique ou émotionnel. »

Enfin, le TSE attend la validation du consultant : « Est-ce que cela vous convient ? Avez-vous des questions avant de commencer ? »

Le consentement en TSE

Le consentement en TSE, est un principe éthique et déontologique fondamental qui garantit le respect de l'autonomie, de la dignité et des limites du consultant. Le consentement est l'accord libre, éclairé et explicite donné par le consultant pour recevoir un traitement impliquant un contact physique, une intervention énergétique ou un accompagnement émotionnel. Il repose sur:

- Liberté : Le consultant doit pouvoir accepter ou refuser sans pression.
- L'information : Il doit comprendre la nature, les objectifs, les bénéfices potentiels et les risques éventuels du soin.

- Le consultant doit être en mesure de prendre une décision (ex. : pas d'altération cognitive ou émotionnelle majeure) et le consentement doit être exprimé clairement, verbalement ou par écrit, et non présumé.

- Le consultant reste maître de son corps et de ses choix. Forcer ou présumer un accord viole ce principe fondamental. Un consentement clair établit une relation de confiance entre le TSE et son consultant, essentielle pour un travail somato-émotionnel efficace.

Le TSE peut faire émerger des émotions intenses ou des souvenirs traumatiques. Le consentement garantit que le consultant est prêt à explorer ces dimensions. Un contact non consenti peut réactiver des traumas, particulièrement chez les personnes ayant vécu des abus physiques ou émotionnels. En cas de non-consentement conscient ou non, le corps et le processus thérapeutique se ferment.

Principes pour obtenir un consentement éclairé

Comme la TSE peut déclencher des libérations émotionnelles, le praticien doit expliquer ce risque et s'assurer que le client est prêt à les accueillir. Le toucher, même léger, peut être perçu différemment selon les individus. Une communication claire sur la nature du contact (ex. : pression douce, placement des mains) est essentielle. Les consultants ayant un historique de traumas (physiques, émotionnels ou sexuels) peuvent avoir des réactions imprévues. Le praticien doit être formé pour reconnaître ces signes et ajuster la séance en conséquence. Les informations partagées lors de la discussion sur le consentement doivent rester confidentielles.

Les TSE doivent se former à la gestion du consentement, notamment pour travailler avec des populations vulnérables (enfants, personne en situation de handicap, victimes de traumas).

Le consentement, en TSE, est bien plus qu'une formalité : c'est un pilier de la relation thérapeutique. Il garantit un espace sécurisé, respectueux et éthique, permettant au client de s'ouvrir à la guérison en toute confiance. En posant des bases claires, en vérifiant continuellement son accord, et en adaptant l'approche à ses besoins, le TSE renforce l'efficacité du soin tout en honorant l'autonomie et la dignité de la personne. Mais au-delà du toucher, c'est la neutralité de la main qui assurera le consentement de la conscience.

INTENTION ET ATTENTION

Les «phrases silencieuses» désignent des attitudes intérieures ou des mantras non verbalisés que le TSE adopte pour se centrer, cultiver une présence réceptive et faciliter le processus de guérison. Ces phrases ne sont pas prononcées à voix haute, mais servent à orienter la conscience du praticien vers un état de neutralité, d'écoute et de collaboration avec les forces vitales comme le «Souffle de Vie».

L'intention

«Là où va l'intention, va la conscience.

Lorsque je pose une intention claire, le champ perceptif se structure. Je ne suis plus dispersé : j'écoute avec cohérence, mon système nerveux se synchronise à un objectif non verbal (ex : laisser émerger la santé, être dans le neutre, accompagner le fulcrum...). Une intention agit comme une boussole, dirigeant la conscience vers un but précis. Sans intention claire, elle peut se disperser ou manquer de cohérence, réduisant l'efficacité du soin

Elle stabilise

L'intention, c'est l'ancrage subtil du thérapeute. Dans les moments d'incertitude, elle m'aide à revenir à moi-même. Je ne « fais » pas, mais je tiens une posture intérieure. Elle m'offre un fil rouge dans le silence, l'intention donne une direction au praticien et au receveur, en établissant un objectif commun.

Elle structure le champ thérapeutique

Le champ est intelligent, et l'intention y résonne. Mon intention invite un certain type de relation (non-intrusive, bienveillante, soutenante), qui influence subtilement la manière dont le corps du consultant répond.

Elle soutient la santé, pas le symptôme

«Je ne cherche pas à corriger une dysfonction, je lui indique ma présence»

L'intention est souvent non dirigée, mais ouverte et accueillante. Elle établit une connexion énergétique consciente entre les deux parties. Cela favorise une relation de confiance et une collaboration implicite dans le processus de guérison.

Conseils pour formuler une intention

Soyez spécifique, mais laissez de la place pour le processus thérapeutique. (ex. : « privilégier l'équilibre énergétique » plutôt que « guérir complètement ») Utilisez des termes positifs (ex. : « apporter la paix » plutôt que « éliminer la peur »). Intégrez une notion de respect du processus naturel. Prenez un moment pour vous ancrer et vous connecter à votre propre énergie avant de poser l'intention.

Eviter les termes tels que : « je veux », « je demande », « je souhaite », « tu dois » etc…Tout cela amène à la fermeture des corps du consultant, qui se sentent forcé. Il est mieux d'être en mode interrogatif : « Peux-tu ? Veux-tu ?»

La meilleure intention est celle de permettre et de donner l'espace.

Poser une intention en TSE est bien plus qu'une simple formalité : c'est un acte conscient qui structure, amplifie et éthique le processus de guérison. En alignant les énergies, en respectant le receveur et en se connectant à une source universelle, l'intention devient le fil conducteur d'un soin harmonieux et transformateur. C'est une clé pour rendre chaque séance plus puissante, respectueuse et alignée sur les besoins profonds de l'individu.

Enfin, une fois l'intention posée, vient l'attention.

L'attention

L'attention désigne une présence consciente et neutre du TSE, une capacité affinée à percevoir les dynamiques subtiles sans jugement ni intervention active. Elle n'est pas une simple concentration focalisée, mais une division de l'attention : une partie reste ancrée en soi pour maintenir la neutralité, tandis qu'une autre s'élargit à la globalité du patient et de son environnement, favorisant un champ relationnel de confiance. Cela permet au corps de resurgir vers son schéma original de santé, en soutenant l'auto-guérison inhérente sans imposer de corrections mécaniques.

L'attention transforme le thérapeute en un point d'appui qui reflète les perturbations pour encourager leur résolution naturelle, agissant sur tous les plans : physique, émotionnel, psychique et spirituel. Pour le patient, elle libère les forces vitales, restaurant l'équilibre du système nerveux autonome et favorisant une guérison profonde, souvent immédiate ou progressive sur quelques jours. Pour le thérapeute, elle développe une écoute existentielle, reliant corps et esprit, et évite les interférences égotiques.

L'attention n'est pas une fonction du mental ni un effort de concentration : c'est un état de présence participative où la conscience devient réceptive au Vivant.

LE DIAGNOSTIC TSE

Il va permettre de comprendre pourquoi le consultant souffre. Il y a des chances que cela corrobore avec les examens cliniques mais pas forcément. Le diagnostic TSE va permettre de mettre en lumière quels sont les muscles, vertèbres, articulations, nerfs, fasciae, viscères qui sont dysfonctionnels (contractés, fibreux, restreints, hypo ou hypermobiles...) et qui favorisent l'apparition des douleurs. Les mécanismes fonctionnels qui précipitent les symptômes. Les plans en souffrance (physique, énergétique, émotionnel, spirituel, causal). Et grâce à la symbolique de chaque élément, comprendre la signification de ce qui amène le consultant au cabinet.

Principes fondamentaux pour le TSE

- Faire confiance à son ressenti et à sa main, sans doute ni comparaison avec autrui.
- Chaque thérapeute a un rôle unique. Adopter une posture d'observateur neutre, sans projeter ses propres biais ou analyses égotiques.
- L'ancrage est la base essentielle pour une bonne perception du consultant et initier le processus thérapeutique. Il évite les interactions inutiles et dangereuses.
- Le centrage évite le chaos dans la perception et l'action. Il maintient la neutralité.
- L'ouverture est nécessaire pour la fluidité, mais une ouverture excessive peut créer de l'instabilité.

Le rôle du TSE est d'être au service, ni trop intrusif, ni trop distant. Il suit ce que le corps du consultant autorise et a besoin de faire.

Approche du diagnostic

L'analyse est phénoménologique. L'observation est intuitive et fluide, sans implication de l'ego. Ce n'est pas une analyse de connaissance, mais une analyse d'observation. Je ne sais pas, j'observe. Les questions que doit se poser TSE sont : “Quel est l'état de santé du consultant ? Qu'est-ce qui l'empêche de s'exprimer ?”

L'objectif est d'identifier les blocages (physiques, énergétiques, émotionnels, spirituels) et de voir pourquoi le souffle de vie ne s'exprime pas. L'approche sera du global (l'ensemble du corps) vers le particulier (structure, symptômes spécifiques).

Les Conditions nécessaires sont:

- Être à sa place, ancré, centré, ouvert, sans jugement.
- Obéir au corps du consultant et au tout. Donc être au service.
- Agir sans questionnement excessif.

Les outils du diagnostic

- Les grands mouvements
- Temps de conscience corporelle
- Les rayons
- Les flux
- Les corps hologrammes
- Les trois sphènes.
- Les questions au tout.

Démarche thérapeutique

Le TSE commence par une vision d'ensemble avant de se concentrer sur les détails. Il adapte ensuite son traitement, fondé sur l'état physique et émotionnel du consultant.

Attention aux risques

- Le verrouillage du consultant (résistance physique ou énergétique).
- Les déséquilibres dans la relation thérapeute-consultant, avec les notions de transfert / contre-transfert.

Considérations pratiques

Ne pas donner son diagnostic somato-émotionnel, il est préférable de laisser le consultant exprimer son ressenti, sans imposer une conclusion. En cas de symptômes multiples, vous pouvez faire confiance au corps.

Vous devez aussi tenir compte :

- Des épines irritatives.
- Du transgénérationnel.
- Des croyances du consultant et du TSE envers la relation thérapeutique.
- Des lieux.
- Des entités.
- Des médicaments et des vaccins.

Tout cela sert uniquement à se créer un référentiel qui valide notre pratique. Elle donne juste un point de départ et de compréhension, mais jamais de solution. Le chemin de la guérison est propre à chacun, jamais imposé et jamais proposé.

Je vais donc trouver différentes structures, dans différents plans, avec des causes variées. C'est ensuite avec l'expérience que je synthétiserai ces informations pour l'analyse et la compréhension du consultant. En n'oubliant jamais ma part de subjectivité et d'erreurs éventuelles. C'est pour cela que je ne dois pas partager mon analyse au consultant, ni proposer ma solution. En TSE, dire au consultant la solution que l'on pense être la meilleure pour lui comporte plusieurs risques, qui peuvent compromettre l'efficacité du processus thérapeutique et la relation de confiance.

Proposer directement une solution peut donner au consultant l'impression qu'il n'est pas pleinement écouté ou compris. Cela peut rompre la reliance thérapeutique, qui repose sur une collaboration égalitaire et une écoute empathique. Une alliance affaiblie peut réduire l'engagement du consultant dans le processus et nuire à la progression thérapeutique. En proposant une solution, le thérapeute risque de se positionner comme une figure d'autorité ou un « sauveur », ce qui peut encourager une dépendance du consultant pour ses conseils plutôt que de développer son autonomie. La TSE repose sur l'idée que le consultant découvre ses propres solutions à travers l'introspection, la prise de conscience et l'exploration guidée. Proposer une solution prématurée peut interrompre ce processus et empêcher le consultant d'approfondir sa compréhension de ses émotions, pensées ou comportements.

La solution proposée reflète souvent la perspective, les valeurs ou les biais du thérapeute, qui peuvent ne pas correspondre à celles du consultant. Cela peut créer un décalage culturel, émotionnel ou contextuel. Le consultant peut se sentir incompris ou dévalorisé, ce qui peut entraîner une résistance ou un abandon de la thérapie. Certains consultants, en particulier ceux ayant des difficultés avec l'autorité ou une faible estime de soi, peuvent percevoir une solution imposée comme une injonction, ce qui peut déclencher des résistances ou des réactions défensives.

Pour éviter ces écueils tout en accompagnant le consultant, le TSE peut poser des questions ouvertes pour guider le consultant vers ses propres solutions. Si une suggestion semble pertinente, présentez-la comme une possibilité à explorer ensemble. Avant toute proposition, assurez-vous que le consultant se sent écouté, en attendant le bon moment. Rester neutre et bienveillant en adoptant une posture d'accompagnement plutôt que de direction. Et, respecter le rythme et les valeurs du consultant.

Parfois, dans des situations aiguës, une intervention plus directive peut être nécessaire, mais elle doit être justifiée et expliquée avec soin.

La méthode

Dans un premier temps, l'étudiant doit être capable de voir, percevoir et ressenti les sept corps qui composent l'Être humain : physique, énergétique, émotionnel, spirituel, causal, cosmique et universel.

Le point de convergence de tous ces corps est le musculo-squelettique.

Sa main doit donc être susceptible d'agir sur les structures du corps humain, de permettre l'émergence du processus thérapeutique pour que la normalité revienne, la santé s'exprime et la reliance au monde soit présente. Le TSE observe aussi l'espace dans et autour du consultant.

Dans un second temps, après avoir identifié tous les dysfonctionnements dans chaque corps, leurs pourquoi du comment. Il est qualifié pour accompagner le consultant vers la prise de conscience d'une intériorité qui n'est plus en cohérence avec elle-même, et l'aider vers sa résolution.

Les grands mouvements

En TSE, les grands mouvements désignent des techniques ou des approches qui mobilisent de grandes amplitudes du corps, souvent dans le but d'évaluer, la fonction des articulations, des muscles, ou des systèmes corporels. Ce sont des mobilisations de grande amplitude qui engagent des segments corporels entiers (épaule, coude, poignet, colonne, bassin) pour évaluer et restaurer la mobilité, la santé et la fonction. Ils s'inscrivent dans une approche globale, intégrant les dimensions physiques, énergétique, émotionnelle, spirituelle et causale, comme dans votre décodage. Ces mouvements sont effectués avec une intention consciente et une posture thérapeutique équilibrée. Ils peuvent être faits debout, assis ou en décubitus dorsal.

Ils servent de référentiel aux thérapeutes et aux consultants. Ces mouvements sont généralement effectués dans des plans physiologiques (flexion/extension, abduction/adduction, rotation) et peuvent être adaptés en fonction des besoins du consultant et des observations du thérapeute.

• Épaule (gléno-humérale)

Le TSE examine les mouvements de flexion/extension, abduction/adduction, rotation interne/externe. Il place une main sur l'ensemble clavicule-omoplate et l'autre sur la tête de l'humérus, mobilisant l'épaule dans tous les plans. Par exemple, un grand mouvement en abduction consiste à éloigner le bras du plan médian du corps, jusqu'à la limite physiologique, tout en évaluant la fluidité et les restrictions.

• Coude

Le TSE examine les mouvements de flexion/extension, supination/pronation, mobilisations latérales. Il saisit l'avant-bras et mobilise le coude dans de grandes amplitudes, par exemple, en demandant au consultant de coller ses coudes au torse et d'effectuer une supination/pronation maximale. Cela engage l'ulna, le radius et la membrane interosseuse.

- **Poignet**

Le TSE examine les mouvements de flexion/extension, déviation radiale/ulnaire, rotations globales, et test de tous les os du poignet.

- **Colonne vertébrale et sacrum**

Le TSE examine les mouvements de Flexion/extension, rotation, inclinaison latérale, compression et décompression du rachis.

- **Hanches**

Le TSE examine les mouvements de flexion/extension, abduction/adduction, rotation interne/externe, dé coaptation et appuis.

- **Genou**

Le TSE examine les mouvements de flexion, extension, rotation, inclinaison.

- **Pied**

Le TSE examine les mouvements de flexion / extension, décompression/compression / talus. Pour le TSE, les grands mouvements sont utilisés pour diagnostiquer (identifier les restrictions) et se créer un référentiel pour le TSE et le consultant. Ils nécessitent une posture thérapeutique correcte (ancrage, épaules détendues, regard à 20° sous l'horizontale) pour garantir précision et efficacité. Pour le consultant, les grands mouvements, souvent passifs, lui permettent de prendre conscience de ses blocages corporels, et de ressentir une amélioration de la mobilité et une diminution des tensions en fin de séance.

- **Temps de conscience corporelle**

Le consultant est debout ou allongé, les yeux fermés. Il évalue son équilibre et ses déséquilibres, son ancrage, ses tensions physiques et émotionnelles. Il prend un temps pour écouter et analyser son corps et son espace, selon son propre référentiel. Il peut aussi faire cette expérience assi ou allongé, et répètera cette expérience en fin pour percevoir l'évolution grâce au soin.

Influence des émotions sur le corps

Les émotions affectent directement les flux énergétiques et l'état des corps :

- Colère : Énergie qui monte, perte d'ancrage et de rationalité.
- Peur : Rétraction, recentrage sur le sternum (mode survie).
- Dégoût: Nausée, perturbation viscérale.
- Bonheur : Expansion, harmonie des flux, connexion globale.
- Dépression : Vide énergétique, sensation de «mort symbolique».
- Amour : Perte d'ancrage, expansion émotionnelle intense.
- Mépris/Honte : Énergie bloquée au niveau intellectuel.
- Jalousie : Energie bloqué au niveau de la gorge.

Visualisation des champs d'énergie

Le TSE décide de voir les champs d'énergie autour de son consultant. Les champs d'énergie n'existent pas parce que on les visualise, mais parce que le TSE les laisse s'exprimer. Dans un deuxième temps, ils apparaissent sans avoir besoin de décider.

Percevoir les rayons

Nous avons vu qu'un être vivant doit être ancré dans la terre, en communication avec les autres éléments, puis grandir et s'ouvrir vers le haut. Ainsi, il se nourrit de la terre, des autres et du ciel. Il participe à l'échange global, à la vie de la nature, tout en étant à sa juste place et dans son juste rôle.

Afin de percevoir la représentation des différents corps énergétiques, je peux observer (sur un individu ou sur moi-même), créer et visualiser un rayon, du centre vers l'extérieur. Les rayons représentent les flux énergétiques émanant du consultant, révélateurs de son état global (physique, énergétique, émotionnel, spirituel). Leur direction indique des tendances ou des déséquilibres.

Je crée un rayon du même diamètre que le tronc du sujet. Je donne ainsi une représentation aux différents corps énergétiques. Au début, cela peut paraître difficile, mais, comme en musique, il faut pratiquer pour que le bon son apparaisse. Et, en se perfectionnant, on intégrera et comprendra. Avec l'entraînement, on verra que les rayons sont différents suivant les individus : parfois très longs, parfois courts, épais ou fins. C'est l'équilibre des rayons qui est le plus important.

Le test peut être fait sur tous, quel que soit l'endroit, sur soi (et surtout sur soi), sur une femme enceinte et son bébé, dès le début de la grossesse, et dans les instants qui suivent la mort d'une personne. Au début de mon apprentissage, comme tout débutant, je testais tout le monde, dans la rue, au travail, sur des photos. Mais, j'ai assez vite arrêté, car je me suis rendu compte que cela créait une dualité entre moi et l'interlocuteur, entraînant des maux de tête et beaucoup de fatigue. Les tests ne doivent jamais être faits sans un accord préalable de l'autre et hors cadre thérapeutique.

Des champs énergétiques interconnectés

Je décide de connaître mon état de santé du moment, ou celui d'un individu. Je commence, dans l'ordre, par le corps physique. Les champs physique et énergétique sont souvent méprisés aux dépens des champs considérés comme supérieurs. Or, aucun n'est inférieurs ou supérieurs, puisqu'ils sont tous interdépendants. Un corps physique en bonne santé est un support de qualité pour les autres champs. Il convient donc de respecter son corps physique et de le travailler avec le plus grand soin.

Un corps physique et un corps énergétique faibles et déséquilibrés peuvent accueillir une âme ou un esprit de qualité. Cependant, l'individu, qui est le résultat de ces trois éléments, ne pourra pas prétendre à une santé de qualité puisque l'équilibre âme-corps-esprit ne pourra pas être réalisé. Le corps est le support de l'âme et de l'esprit.

Concrètement, comment procéder ?

Je donne un cadre, dans ma tête j'exprime le mot « physique » de façon claire, nette et précise. Cette étape est essentielle, car si je ne propose pas un cadre de départ, je ne vais pas analyser le champ voulu (ici, le physique), mais celui auquel je suis le plus naturellement sensible, ou celui qui s'exprime le plus fortement chez le sujet. Il peut s'agir de n'importe lequel !

Une fois que j'ai précisé le cadre, j'observe le sujet et je crée les rayons. Je peux aussi créer un avatar qui me protégera de toute interaction avec le sujet.

Si un ou plusieurs rayons sont difficiles ou impossibles à réaliser, c'est qu'il y a un problème chez le sujet. Par exemple, je n'arrive pas à percevoir le rayon vers le bas, cela veut dire que le sujet a un problème au niveau du bassin (sacrum, iliaques, organes digestifs, urinaires ou sexuels) ou aux membres inférieurs. Dans ce cas, je peux essayer de visualiser les rayons vers le bas, le long des jambes. Si le rayon ne passe dans aucune jambe, c'est qu'il peut exister un problème au bassin. Si le rayon passe sur une jambe, le problème sera au niveau de la jambe où il ne passe pas. L'endroit où le rayon s'arrête est l'endroit du blocage. Nous pouvons utiliser le même processus pour le thorax, la tête et les bras. Si je veux observer le corps spirituel, je précise le cadre « spirituel » dans ma tête avant de tester. J'observe d'abord en globalité, puis tous les champs les uns après les autres.

J'applique le même processus dans tous les champs : physique, énergétique, émotionnel, spirituel et causal. Cela me permettra de définir le ou les champs déséquilibré(s). Je dois juste bien définir le champ voulu dans ma tête, au début de l'observation. Par exemple, je dis « énergétique » pour le champ énergétique, « émotionnel » pour le champ émotionnel, et ainsi de suite. Je dis « global » si je veux tester la synthèse de l'ensemble des corps. En général, je commence par la globalité. Si c'est satisfaisant, j'analyse corps par corps.

Il faut savoir que, dans un cheminement quotidien, le champ émotionnel est le plus instable. Dans un cheminement spirituel, les champs cosmique et universel sont les plus difficiles à équilibrer.

Certains naissent très bien équilibrés et très puissants, d'autres naissent faibles et déséquilibrés… C'est ainsi. Mais, ce n'est pas définitif : le cadre familial et les choix de vie peuvent grandement influer là-dessus.

Si vous testez vos corps énergétiques lorsque vous êtes au sommet de votre art (sportifs, musiciens, artisans manuels, chirurgiens), vous constaterez qu'ils sont parfaitement équilibrés et puissants. C'est pour cela que vous êtes le meilleur, car vous avez complètement intégré votre art qui vous a transformé pour arriver à faire corps avec le Tout. Vous n'êtes pas seulement des sportifs ou des musiciens, vous avez transcendé votre savoir-faire pour être au service de votre art que vous magnifiez.

- Du centre vers le bas : le rayon représente l'ancrage, le réalisme, la connexion de l'Être avec la terre, la capacité à vivre le temps présent. Il est fondamental dans la santé de l'Être.

- Du centre vers les côtés droit et gauche : le rayon figure les possibilités de communication et d'échange, la connexion avec la nature.

- Du centre vers le haut : le rayon symbolise la capacité d'élévation, d'imagination et son rapport avec le ciel.
- Vers l'avant : le sujet est orienté vers l'avenir.
- Vers l'arrière : le sujet est encore rattaché au passé.

Les rayons sont la représentation des capacités informatives des corps énergétiques sur l'individu. Ils montrent si l'individu a une connexion suffisamment bonne pour permettre ensuite un processus de transformation et une bonne connexion au Tout. Ces rayons représentent la valeur de cohérence du sujet par rapport à sa destinée. Ils peuvent aussi être pratiqués sur vous-même, afin de connaître votre propre évolution. Avec l'expérience, vous saurez si l'énergie est qualitative ou quantitative. Une énergie qualitative est fluide, souple, facile et longue. Une énergie quantitative est rapide, explosive, puissante et large.

Un principe applicable au vivant

Je peux appliquer ce concept de rayons à tous les éléments existants, aux arbres et aux végétaux. Je suis moi-même encore étonné de voir que la disposition des arbres n'est aucunement le fruit du hasard, comme je le pensais avant. Je m'aperçois qu'il y a une hiérarchie chez les arbres : les forts sont à tel endroit et plantés de telle façon. Les animaux ne vont pas sur un arbre par hasard. Les bonnes vignes le sont aussi grâce à la qualité de leurs énergies. Comme pour les êtres humains, il n'y a pas de rapport entre la vitalité apparente de l'arbre et celle qui est réelle.

Pour les pierres, les arbres et les maisons, je teste en global, dans un premier temps. Je peux ensuite tester un corps énergétique en particulier si j'en ai besoin. En lithothérapie, je demande au consultant de prendre la pierre dans ses mains et je la teste de nouveau. Le résultat est souvent très différent. Je dois analyser la nature de la pierre, mais également et surtout son interaction avec l'individu : c'est la reliance. Là est le plus important. En soi, une pierre peut dégager une énergie positive, mais ne sera pas forcément propice à celui qui la portera, et inversement. Pour les maisons et les lieux, le principe est le même.

Une question d'entraînement

Au début, j'ai dû réfléchir pour faire les rayons. Puis, l'exécution s'est faite de manière de plus en plus rapide, précise et en même temps globale, instinctive. Enfin, mon corps ayant pris l'habitude de voir le monde autrement, il n'a plus besoin de chercher à analyser : il sait.

L'avantage de cette méthode est qu'elle me fournit un référentiel simple, efficace, que je peux utiliser en toutes circonstances. Le problème du ressenti est qu'il est trop dépendant de mon état de forme du moment, de mon histoire, de moi. Les rayons sont un cadre objectif sur lequel je peux me reposer. Le but est d'avoir des rayons les plus nets possibles, sans discontinuité, perpendiculaires entre eux, c'est-à-dire bien dans les axes du corps. Les limites des rayons sont celles de l'univers. La visualisation doit se faire en 3D, et non en 2D.

Le cercle

Une fois les quatre rayons bien définis, si tous les éléments sont bien intégrés et reliés, je dois être capable de visualiser un cercle qui réunit les rayons. Je dois pouvoir faire le cercle dans les deux sens, de la droite vers la gauche, et de la gauche vers la droite. Pour le thérapeute, la présence du cercle est aussi un des éléments protecteurs lors des traitements.

La présence des quatre rayons et celle du cercle signifient l'équilibre complet du champ. Cela ne signifie pas que tout est parfait. Mais que l'individu, à ce jour, a réalisé l'équilibre de toute son histoire dans ce champ, et qu'il est au mieux de ce qu'il peut aujourd'hui pour réaliser et continuer sa vie. Il a donc une santé optimum et est dans un véritable cheminement. Nous verrons ensuite comment analyser les détails.

Se positionner en thérapeute

Nous avons vu que le corps qui permet la projection des énergies et des pensées est le corps émotionnel. Je dois donc savoir me protéger comme thérapeute. Si je suis intrusif ou réceptif, mon corps émotionnel embrasse le corps du consultant et un mélange des deux corps se produit. Cela engendre le risque de récupérer les peurs, les angoisses et les mauvaises énergies du consultant. À partir du moment où l'on travaille dans le domaine de l'énergétique, il est essentiel d'être ancré, stable et équilibré dans tous ses champs.

Si je ne suis pas stable sur un corps donné, par exemple l'émotionnel, comment pourrais-je être un point d'appui pour la souffrance émotionnelle du consultant ? Comment vais-je être dans l'empathie avec lui ? Comment pourrais-je rester à ma juste place si mon corps causal est déséquilibré ? Le thérapeute doit être dans sa structure physique, et non dans sa structure psychique. C'est-à-dire qu'il doit être là, présent, et non dans ses croyances ou ses projections. Enfin, si je ne suis pas dans l'observation, je suis dans le vouloir.

Ressenti et qualité thérapeutique

Vouloir savoir, c'est être intrusif et non respectueux. Le corps et les énergies du consultant vont se refermer, puis me contre-attaquer. L'individu se sentira mal à l'aise en ma présence. Je penserais avoir un champ énergétique fort, mais il serait surtout intrusif et je ne respecterais pas la position de chacun, car je prendrais tout l'espace. Celui qui a un corps fort, tout en étant à sa juste place, laisse les champs se superposer, sans interférences. Il est donc impératif de ne pas aller chercher l'information dans le corps du consultant ou de vouloir occuper l'espace, mais bien de l'observer.

Vouloir ressentir signifie que j'accepte d'emblée de recevoir les énergies de l'individu, sans me protéger, en confondant ressenti et analyse. Je prendrai toutes les mauvaises énergies et les émotions des personnes autour de moi… La qualité du ressenti de l'observateur ou du consultant n'est pas proportionnelle à la qualité thérapeutique.

Voici une liste exhaustive des ressentis possibles :

- Corps physique: douleurs, gênes.
- Corps énergétique : picotement, chaud, froid.
- Corps émotionnel : ressenti émotionnel, angoisse, bouffées de chaleur, rires, pleurs.
- Corps spirituel : sensation de blocage dans mes choix, ou au contraire, prise de décisions.
- Corps causal: image, film.

• Corps cosmique: couleurs.

L'expérience m'a montré que moins le thérapeute ressent en lui pendant le diagnostic et le soin, plus il est efficace. Le but est donc de ne rien ressentir dans son corps qui vienne de l'extérieur. J'observe donc avec respect, calme, sans ingérence subjective et émotionnelle. Je mets mon histoire et mes jugements de côté. Je reste à ma place, permettant ainsi à l'autre de prendre sa place. Je ne cherche pas à ressentir. Je suis juste un point d'appui. Dans le cas inverse, il peut y avoir un phénomène de vases communicants entre les deux protagonistes. Le risque est double : d'abord, j'analyse et ressens l'équilibre des deux corps : celui du thérapeute et celui du consultant (et pas seulement celui du consultant).

Aussi, le soignant peut perdre son potentiel vital aux dépens du consultant, par accumulation des énergies perverses. Cela peut arriver très vite si l'ancrage et le centrage du soignant ne sont pas satisfaisants. Malheureusement, beaucoup pensent que s'ils ressentent une émotion ou des énergies, c'est une bonne chose. Or, cela est un vrai problème, car je ne ressens pas l'émotion, je deviens la poubelle du trop-plein émotionnel de l'autre, ce qui est très différent.

Les rayons permettent de définir :

• L'état global de la personne, dans sa spiritualité et dans son état énergétique de santé.

• La résultante de ses capitaux de naissance.

• De son éducation et de ses choix de vie.

• Ses influences karmiques.

Des rayons équilibrés et reliés entre eux par un cercle attestent d'une bonne réalisation spirituelle et personnelle. La différence se fera ensuite au niveau de la qualité et de la puissance des rayons. Quand je veux connaître le résultat final de tous les rayons, sans aller dans le détail, je donne comme cadre de départ : « global ».

Si je n'arrive pas à faire le rayon vers le bas dans tous les corps énergétiques, nous sommes en présence d'une prégnance chez le sujet qui révèle sa problématique principale.

Dans le cadre du rayon vers le bas, c'est le manque de centrage et d'ancrage.

Or, c'est la base, le plus important à travailler avant toute chose ;

L'absence de rayon vers les côtés révèle un individu très centré sur lui-même, peu ouvert à l'échange enrichissant.

Le manque de rayon vers le haut est souvent révélateur d'une personne aigrie, ne croyant plus en rien ni en personne.

Localiser les blocages par les flux intérieurs

J'observe que le consultant à un champ émotionnel déséquilibré. C'est-à-dire que ses rayons vont bien à droite (du sujet) et en bas, mais pas en haut et à gauche. Le but est à présent de savoir ce qui empêche cet individu de réaliser aujourd'hui sa plénitude dans son cheminement émotionnel Je peux visualiser les flux énergétiques qui traversent le corps du consultant.

Il y en a deux :

- Le premier pénètre dans le corps par le plancher pelvien, remonte le long du rachis et sort par le sommet du crâne. Puis il se sépare en deux, fait le tour du corps vers le bas pour recommencer un nouveau cycle. Il faut visualiser dans les deux sens : haut-bas et droite-gauche.

- Le second rayon part du talon, remonte le long de la jambe jusqu'à la hanche, au bassin, au thorax et à l'épaule du même côté, puis descend le long du bras pour ressortir par la paume des mains. La visualisation se fait du côté droit et gauche.

Avant chaque visualisation, il faut bien rappeler le cadre de départ dans sa tête. Ici, par exemple, le cadre est « émotionnel ». Je remonte mon rayon du bas vers le haut et je bute sur une zone, c'est-à-dire que je suis gêné pour faire mon rayon, ce n'est plus fluide. Imaginons que le blocage soit au niveau thoracique. J'essaie maintenant de passer mon rayon sur la face antérieure du thorax, puis sur la face postérieure. Je m'aperçois que le blocage est postérieur, entre les omoplates, au niveau de la quatrième vertèbre dorsale (D4). C'est donc la quatrième vertèbre dorsale qui empêche le champ spirituel du consultant de s'équilibrer.

Nous allons utiliser le même procédé pour tous les champs et nous trouverons par exemple :

- 4e dorsale en spirituel;
- Genou gauche en physique;
- 1ère cervicale en énergétique et causal.

Ces rayons représentent la santé de l'individu, il ne faut pas les confondre avec les rayons globaux qui représentent la cohérence du sujet. De la même façon, le TSE peut analyser la structure fonction du consultant dans tout son espace.

L'analyse phénoménologique

Initiée par Edmund Husserl, la phénoménologie se focalise sur l'analyse rigoureuse des phénomènes tels qu'ils se manifestent à nous, à travers l'introspection et l'exploration des structures de la conscience. Cette approche cherche à dépasser les apparences pour atteindre une compréhension pure des expériences vécues. Husserl propose de mettre de côté les préconceptions pour se concentrer sur la description fidèle des expériences. Les fondements théoriques de la phénoménologie reposent sur quelques principes essentiels, que voici :

La réduction phénoménologique : mettre entre parenthèses les croyances préexistantes.

L'intentionnalité : toute conscience est conscience de quelque chose.

- L'analyse eidétique : rechercher les essences des phénomènes vécus.
- L'intersubjectivité : tenir compte des perspectives multiples.
- La temporalité de la conscience : comprendre le rôle du temps dans l'expérience humaine.

La qualité d'analyse de la situation est essentielle, car c'est ce qui déterminera ensuite le traitement ou les solutions pour un meilleur cheminement spirituel et une meilleure santé. Cependant, il faut se rappeler que les rayons sont la représentation des déséquilibres, mais que la cause initiale peut en être différente. Il convient donc de ne pas faire de raccourcis, de bien analyser la situation pour comprendre ce qui, aujourd'hui, empêche le consultant d'évoluer sur son cheminement personnel pour un retour à l'équilibre. Aucune règle n'existe et je m'attends à tout. Rien n'est exclusivement physique, énergétique, émotionnel, spirituel ou causal. Certes, il existe parfois des prégnances, mais le plus souvent, la problématique est un patchwork des corps.

La structure

Enfin, je peux tester chaque structure l'une par rapport à l'autre. Par exemple, je peux tester le foie dans tous les corps. Dans ce cas, je ne fais plus les rayons, mais le signe de l'infini : ∞, en ayant au préalable donné le cadre de départ (« énergétique » ou « causal », par exemple). Dans les deux sens, je peux virtuellement mobiliser le foie de la droite vers la gauche, et de la gauche vers la droite. Si je n'arrive pas à faire le signe dans deux corps (énergétique et causal par exemple), c'est celui où je suis le plus bloqué qui est prédominant pour le foie.

Prenons un exemple de variabilité d'interprétation du cœur suivant les champs.

- Le cœur en physique : c'est la structure même du cœur qui est atteinte. Les causes peuvent être : le tabac, la génétique, les traumatismes, etc.

- Le cœur en énergétique signale une relation sentimentale ou affective épuisante.

- Le cœur en émotionnel indique une atteinte dans ses sentiments amoureux.

- Le cœur en spirituel suppose des questions sur l'avenir d'une relation affective.

- Le cœur en causal implique une perte de ses repères et de sa place dans sa relation amoureuse. On ne se reconnaît plus.

Je peux faire mes tests où que soit le sujet, devant moi ou à distance. L'objectif est que je puisse mobiliser la structure:

- Dans tous le corps, puis de la terre jusqu'au ciel.

- La visualiser en volume et transparente.

- Vivante avec l'expression du souffle de vie en elle.

Je sais maintenant que les rayons sont la représentation des capacités informatives des corps énergétiques sur l'individu. J'étudie alors la représentation des capacités intégratives de l'individu dans ses corps énergétiques.

Le corps hologramme

Le corps hologramme est une représentation holographique du consultant. Il valide l'efficacité d'un soin et l'état de la conscience de la structure. Lorsqu'un corps énergétique a tous ses rayons et le cercle, tous les éléments sont en place et en équilibre pour un fonctionnement optimal. Mais, ce n'est pas parce que tout est fait pour que l'on apprenne et intègre une leçon qu'elle est apprise et intégrée. Pour le vérifier, je peux visualiser le corps hologramme. L'objectif est donc de voir la résultante des tensions du corps, de l'âme et de l'esprit sur le corps, sachant qu'ils sont tous interdépendants.

J'observe le sujet. Dans ma tête, je dis « global » : c'est le cadre de départ. Je visualise le corps en trois dimensions. Je fais une flexion de son tronc (il se penche en avant) et une extension (il se penche en arrière), je vois que je n'arrive pas à visualiser son extension. J'amène donc son tronc en flexion. À partir de cette position, je fais des inclinaisons à droite et à gauche. Un blocage apparaît à gauche, j'exagère donc l'inclinaison à droite. Le tronc du sujet est en flexion et inclinaison droite. Je teste ensuite la rotation du tronc. J'adopte le même mode opératoire pour le cou, les bras et les jambes. Au final, le corps holographique du sujet peut m'apparaître sous n'importe quelle forme.

Je peux avoir des corps :

- En torsion, comme des tire-bouchons (souvent les individus très stressés, sous pression professionnelle)
- En hyper extension complète (à la suite d'un coup du lapin ou choc émotionnel trop fort)
- Éclatés (souvent la résultante de problèmes psychiatriques…)
- Qui bougent sans cesse, hyper agités (souvent à cause d'angoisses soudaines)
- Recroquevillés sur eux-mêmes.

Si je trouve un corps non équilibré malgré la perfection de ses rayons, cela signifie que l'individu est dans le chemin, cependant, l'intégration de l'expérience ne s'est pas encore faite.

Lorsque tout va bien, ne dit-on pas :
« J'ai la forme ! » ?

Si, par exemple, le sujet se plaint de douleur à l'épaule droite et que la cause se trouve au même endroit, je ne parviendrai pas à bouger son bras, de façon holographique, dans le champ qui est la cause et en global. Avec l'expérience, on ne pratique plus cette méthode, le corps apparaît directement tel qu'il est. On doit juste être dans l'observation contemplative, donner un cadre de départ : « global » pour l'ensemble du corps ; « âme », « corps », « esprit » ou « émotion », si l'on veut avoir des informations sur un champ en particulier. Le but est d'avoir le tronc bien droit, les bras en abduction à 120 degrés, les mains ouvertes vers le ciel, les jambes légèrement écartées, les pieds bien à plat. La tête doit légèrement être en arrière, avec toutes les articulations (celles du crâne compris) en légère décoaptation.

Cela doit être fait dans tous les champs, du physique à l'universel. Avec l'expérience, les rayons et la forme holographique apparaissent d'eux-même. Une structure doit être transparente, en lien avec tout le corps, la terre et le ciel. Et la santé doit émerger en elle dans tout l'espace systémique.

Le modèle des trois sphères

Pour avoir un référentiel sur le potentiel de la trinité âme-corps-esprit, j'opère suivant le modèle des trois sphères du taoïsme :

- Le corps physique va avoir son centre de gravité au milieu du corps, à deux centimètres sous le nombril et deux centimètres en dedans ;
- Le centre de l'esprit se situe à la jonction entre la faux du cerveau et la tente du cervelet ;

• Le centre de l'âme se situe au niveau du thorax, dans sa partie antérieure, derrière le sternum, au niveau de la 5ème dorsale.

Ces positions sont théoriques, il convient de les adapter à chacun en fonction de sa morphologie et de ses flux énergétiques.

Je visualise une boule de la taille d'une balle de ping-pong au niveau de chaque centre. Puis-je augmenter la taille de la boule ? Je pose la question : quelle est sa puissance ? La boule est-elle pleine ou vide ? L'idéal est d'avoir une boule du même diamètre que le bassin, le crâne, le thorax, et pleine. Une boule trop petite ou trop grande exprime un déséquilibre. Une boule vide, mais de bon diamètre, exprime un problème de consistance, de solidité. La cause est souvent à aller chercher du côté d'un mental prédominant chez le sujet et d'un manque d'ancrage.

Ensuite, une fois les trois boules pleines et au bon diamètre, je dois être capable de les aligner verticalement sur une ligne médiane, de la même largeur que la colonne vertébrale, capable de s'étirer, de se rétracter, de s'élargir, et qui va du sommet du crâne jusqu'au périnée.

Enfin, le corps doit être structuré suivant les lignes horizontales parallèles :

• Les deux chevilles.

• Les deux genoux.

• Les deux hanches.

• Les côtes flottantes.

• Les deux épaules.

• Les deux oreilles.

Puis, selon les trois axes verticaux parallèles :

• La colonne vertébrale;

• Un axe droit et gauche traversant l'articulation gléno-humérale, le rein, l'ouverture thoracique inférieure et supérieure.

Il est possible de mesurer la puissance spirituelle et énergétique d'un individu, dans sa globalité et dans chacun de ses champs.

La puissance

Avec l'expérience, comme pour les rayons ou les corps hologrammes, vous ne ferez plus les niveaux d'énergie, vous connaîtrez instinctivement le niveau global de l'individu.

Il n'y a aucun lien entre le charisme de l'individu, sa vitalité apparente et sa puissance énergétique ou spirituelle. Mesurer la puissance d'un corps n'est intéressant que si celui-ci est équilibré et réuni par le cercle. Sinon, c'est la puissance du déséquilibre que nous mesurons. Cela permet notamment de connaître la puissance spirituelle de l'homme de foi ou de l'homme qui prétend s'engager dans un cheminement spirituel et celle du thérapeute énergétique. Plus la puissance du thérapeute est grande, plus elle est complémentaire de la qualité de son centrage et donc de son efficacité thérapeutique. Connaître la puissance de la dysfonction permet aussi de connaître les potentialités de guérison de l'individu. Même si cela n'est pas toujours aussi clair, car de très nombreux facteurs interviennent dans la guérison et qui ne dépendent ni du consultant ni du thérapeute.

Le problème est que nous sommes dans le champ émotionnel, il y a donc une cause extérieure qui agit sur le sujet, ou du moins, le ressent-il, comme tel. Cette cause peut être professionnelle, sentimentale ou familiale. Ce sur quoi le thérapeute ne peut pas influer, c'est sur l'interaction qui existe entre cette cause et le consultant. Notre rôle consiste ainsi à le mettre dans les meilleures conditions possibles pour qu'il puisse faire face aux aléas de sa vie. Il faut le remettre sur un chemin, dans un cadre dans lequel il puisse avancer et trouver ses propres solutions. L'important n'est donc pas de lui signifier la solution à ses problèmes, mais la cause afin qu'il se remette dans un mouvement constructif si le consultant en fait la demande sincère et constructive. Mais, la solution ne doit venir que du consultant.

La compréhension du problème est utile seulement si elle sert de détonateur à l'action, car l'individu se réalise dans ce que le corps fait, et non dans ce qu'il pense ou croit. Le problème qu'il y a à tout le temps réfléchir au passé et au pourquoi du comment est parfois d'inhiber sa propre action. Ce qui est révélateur du refus d'assumer la conséquence de ses actes, et donc une incapacité à être à sa juste place. Parce qu'être à sa juste place implique la responsabilité de ses choix et actions.

La correction des structures dans les corps physique, énergétique et émotionnel est plutôt thérapeute-dépendante. Mais, la correction des corps spirituel et causal est plutôt consultant-dépendante.

L'intelligence universelle

À force de travail, on n'a plus besoin de faire les rayons : on sait... Cela veut dire qu'on est en communication constante avec la représentation des énergies. Nous avons vu que tous les êtres vivants de l'univers baignent dans une conscience universelle qui est le lien entre tous. Cette conscience est intelligente et je peux communiquer avec elle. Elle est le liant entre l'âme, le corps et l'esprit.

J'ai seulement besoin de poser les questions que je veux pour avoir une réponse. Je n'ai pas besoin de toucher ni de voir le consultant : une représentation, même symbolique de lui, dans ma tête, suffit. Je peux m'adresser à l'intelligence interne du corps, puis à celle de l'univers. Pour que les réponses soient justes et claires, la question doit l'être aussi, de même que votre attitude. Chacun est à sa juste place, ni dans l'intrusion ni dans la réception, mais dans l'observation contemplative et dans l'écoute. Le sujet peut être à 2 mètres de moi, comme à 10 000 kilomètres, cela ne change rien, car nous baignons tous dans la même conscience.

À la suite de ma question, je vais « sentir » en moi la réponse de l'intelligence universelle qui me dit oui. Si la réponse est négative, je ne sentirai rien. Mais si mon microcosme est mal équilibré, les réponses auront un point d'appui précaire et pourront être fausses ou imparfaites. Si je suis peu à ma place, ma conscience risque de se diluer dans la conscience du Tout, me donnant alors le sentiment d'être perdu et hors de moi.

Je veux connaître ensuite les besoins de cette personne, c'est-à-dire ce qui l'empêche aujourd'hui d'accomplir sereinement son cheminement de vie. Je pose, dans ma tête, les questions dans l'ordre que je désire. Je peux ainsi connaître, seulement en le demandant au Tout, les problèmes de la personne : depuis quand ? Pourquoi ? Comment ? etc.

La question est : « Quels sont tes besoins ? »

Je ne cherche pas à savoir pourquoi cet élément est cause ou effet, pourquoi cette structure précède une autre. Je fais confiance à la conscience universelle qui sait mieux que tout ce qui doit être résolu. Cet interrogatoire, avec l'habitude, prend une minute maximum. Traiter directement la cause permettra un traitement plus rapide et surtout plus efficace, mais qui peut être brutal si la personne n'est pas prête à avancer dans sa vie.

Cette méthode a l'avantage d'être très rapide, précise, car l'intelligence universelle ne ment pas. Elle donne l'ordre des problèmes et quand je dois arrêter ma recherche. Être uniquement ici, présent, respectueux et à l'écoute. Je ne dirige pas ma pensée vers le consultant, mais vers la globalité et l'ancrage. Je peux connaître l'état de santé d'un individu, dans l'espace et dans le temps.

La question « Quels sont tes besoins ? » est à visée thérapeutique. La conscience du Tout va me communiquer ce dont le corps a besoin. Les réponses peuvent aider à mieux comprendre l'historique du consultant et, parfois, à l'orienter sur les pistes que l'on peut lui donner. S'il veut travailler sur lui-même et ses souffrances, dans le cadre d'une psychothérapie, par exemple. Le symptôme exprimé par le consultant est le symptôme de ses déséquilibres. Cependant, même si je pose la question au Tout, le corps du questionné peut ressentir mes questions. Comme pour tous les diagnostics précédents, il convient donc d'être toujours à sa juste place, de n'être ni intrusif ni dans le vouloir, et de toujours poser les questions lorsqu'on est dans un cadre thérapeutique. Sinon, on va rapidement déclencher une contre-attaque énergétique avec des symptômes tels que maux de tête, fatigue, angoisse. Par la suite, même le processus d'échange avec le Tout devient non cognitif. C'est-à-dire que je rentre directement dans un dialogue parlé et visuel avec le Tout de la personne.

Les questions au corps sont fondamentales dans le sens où la précision du diagnostic somato-émotionnel déterminera la relation d'aide. C'est à dire que le TSE sait ce dont le consultant a besoin, mais personne ne sait le processus de résolution.

La reliance

Je peux tester la reliance du consultant avec les individus qui l'entourent, son cadre de vie, ses objets. Il convient d'éliminer les épines irritatives et de restaurer les liens. Pour cela, je visualise un fil entre les deux protagonistes, dans les deux sens. L'existence de ce lien confirme le lien.

En définitive, pour connaître la personne que je suis aujourd'hui ou celle qui est en face de moi, j'observe les rayons dans leur globalité afin de déterminer le niveau de spiritualité et d'engagement vers l'être essentiel. Ensuite, j'analyse ses rayons intérieurs et son corps hologramme pour connaître sa santé aujourd'hui. Enfin, je pose les questions à l'intelligence universelle pour connaître les causes, les effets et la datation du problème. Avec l'habitude, ce processus prend entre deux à trois minutes.

La protection

Au début de mes découvertes et de mon apprentissage, j'avais tendance à analyser tout le monde. Je me suis vite aperçu que c'était une erreur. Car la thérapie doit se faire dans un cadre thérapeutique bien défini, avec un consultant qui le désire, mais surtout pas dans un cadre familial, amical ou cordial.

Je devenais hyper-réceptif à toutes les personnes qui m'entouraient. Progressivement, je devenais malade, fatigué, irritable, comme une personne sursollicitée en permanence. J'ai dû apprendre à me protéger, à fermer mes canaux de connexion. Puis apprendre à les ouvrir avec parcimonie, de plus en plus rarement, mais avec toute ma puissance.

Mais la vraie protection réside dans la neutralité, la foi et le travail avec le vivant, dans un cadre thérapeutique.

Conclusion

Le diagnostic TSE consiste donc en l'analyse de tous ces référentiels :

- Les grands mouvements.
- Temps de conscience corporelle.

- Les rayons.
- Les flux.
- Les corps hologrammes.
- Les trois sphènes.
- Les questions au tout.

Ils vont lui servir à comprendre l'état actuel du consultant et ce qui l'empêche d'être au mieux de ce qu'il peut aujourd'hui. Ils vont aussi lui donner un référentiel pour l'évolution de ses traitements.

Clarification des termes clés

- **Rayons :** Flux vibratoires ou énergétiques qui circulent dans et autour de la structure. Ils peuvent être visualisés comme des lignes de lumière ou des courants.

- **Corps énergétique :** Champ vibratoire de la structure, avec son aura et sa signature énergétique.

- **Corps hologramme :** Représentation multidimensionnelle de la structure, intégrant sa forme physique, son énergie et sa connexion au tout. Inspiré du principe holographique (chaque partie contient l'information du tout).

- **Souffle de vie :** Force vitale universelle qui anime le corps, perçue comme une pulsation ou une expansion. Terme clé en ostéopathie biodynamique.

- **Expansion de santé :** État optimal de vitalité, où la structure exprime pleinement son potentiel de guérison et d'harmonie.

- **La grande respiration :** Métaphore pour le mouvement énergétique global, ressenti comme une vague ou un flux qui unifie le corps.

QUELS SONT TES BESOINS ?

En thérapie somato-émotionnelle (TSE), le thérapeute adopte une posture d'écoute active sans imposer sa volonté. Il s'agit de laisser émerger ce que le corps ou les champs énergétiques du consultant souhaitent exprimer, dans une cocréation thérapeutique. De révéler ce qui est prioritaire, l'accent est mis sur la capacité innée du corps à tendre vers l'harmonie, plutôt que sur la pathologie. Cette approche dynamise le processus naturel de guérison, en soutenant le souffle de vie.

Quels sont tes besoins ? Est une question thérapeutique ouverte, bienveillante, permissive : elle est posée au corps ou au système du consultant. Elle doit être exempte de jugement ou d'attente. Elle favorise une réponse spontanée, respectant le rythme naturel du vivant et son intelligence innée.

Préparation du thérapeute

Avant la séance, pratiquez une courte méditation pour vous ancrer et vous centrer. Cela stabilise votre énergie et garantit une neutralité bienveillante. Posez une intention claire et non directive. Cela vous aide à rester ouvert et détaché de tout objectif prédéfini.

Établir la reliance

La reliance est une connexion authentique avec le consultant, un objet, un lieu ou la nature, permettant un échange énergétique fluide et respectueux. Prenez un moment pour vous connecter au consultant, par un contact visuel respectueux, une respiration synchronisée ou un silence partagé. Ce temps permet d'aligner vos énergies et de créer un espace sécurisant.

Si la reliance ne s'établit pas (ex. : sensation d'inconfort ou de blocage), respectez ce signal. Reportez le soin si nécessaire, car une connexion authentique est essentielle pour un travail énergétique efficace. Construisez la reliance progressivement, sans précipitation. Adoptez une attitude sincère, sans ambivalence, pour établir une connexion claire.

Observation et écoute

• Visualisez les rayons (haut, bas, avant, arrière, côtés) pour évaluer l'équilibre énergétique global du consultant. Notez les directions dominantes ou absentes sans chercher à intervenir immédiatement.

• Percevez les flux (ex. : du périnée au crâne, des pieds aux mains) pour identifier les zones fluides ou bloquées. Laissez le corps du consultant dicter l'ordre des priorités.

• Observez la représentation énergétique du consultant. Une compression, un écartèlement ou une absence (ex. : sensation de vide dans une zone du corps) peut indiquer un trauma ou un déséquilibre à explorer.

• Vérifiez l'alignement des sphères âme (thorax), corps (hara) et esprit (crâne). Un décalage peut signaler une incohérence à accompagner avec douceur vers plus de cohérence.

• Enfin, adressez une question mentale silencieuse ou verbale au corps ou au champ énergétique du consultant, comme : « Quels sont tes besoins ? ».

Cette invitation laisse le corps guider la séance.

Respect du rythme du vivant

Un champ énergétique intrusif du thérapeute peut envahir l'espace du consultant. Maintenez un équilibre où les champs se superposent sans interférence, car la puissance d'un ressenti (ex. : sensation intense) n'est pas un indicateur de qualité thérapeutique. Restez neutre et centré. Laissez le corps ou le champ énergétique dicter le rythme et la profondeur du soin. Si une résistance apparaît, ralentissez ou changez d'approche, sans forcer. Si aucune information n'émerge, restez dans une écoute consultante. Acceptez que le moment ne soit pas propice et faites confiance au processus naturel.

Vouloir « savoir » ou forcer une réponse peut fermer le champ énergétique du consultant, provoquant inconfort ou résistance. Restez dans une posture d'accueil ancrée car sans protection énergétique, le TSE risque d'absorber les émotions ou énergies du consultant. Pratiquez une séparation claire entre vos ressentis et ceux du consultant.

Les différentes étapes du diagnostic TSE

La question silencieuse au corps « quels sont tes besoins » permet de comprendre l'état actuel du consultant et ce qui l'amène à être dans cet état aujourd'hui.

La question « Quels sont tes besoins ? » dans le contexte de la TSE est une invitation à explorer les besoins fondamentaux d'un individu à travers ses différentes dimensions : physique, énergétique, émotionnelle, spirituelle et causale. Elle vise à comprendre les déséquilibres, les aspirations et les blocages profonds du consultant pour orienter le travail thérapeutique.

C'est une interrogation holistique qui cherche à identifier les éléments nécessaires à son équilibre, à sa santé et à son épanouissement dans toutes ses dimensions (bio-psychosociales et énergétiques). En TSE, elle s'inscrit dans une vision intégrative où le corps, l'esprit et l'âme sont interconnectés, et où la santé dépend de l'harmonie entre ces composantes. Contrairement à une question centrée sur l'instant, elle explore les besoins à long terme, les schémas récurrents et les déséquilibres structurels.

En relation d'aide, l'objectif principal est de permettre au consultant de verbaliser ou de prendre conscience de ce qui lui manque. De ce qui est nécessaire pour restaurer son équilibre global, en tenant compte des cinq corps énergétiques (physique, énergétique, émotionnel, spirituel, causal). Enfin, elle permet d'établir un diagnostic global, poser les bases d'un plan de traitement et initier une relation d'aide en reconnectant le consultant à ses aspirations profondes.

La recherche intellectuelle

Je pose les questions silencieusement avec les mots suivants :

- Cranio-sacré
- Viscéral
- Thoracique
- Mécanique
- Fluidique

- Neurologique
- Musculaire
- Entité
- Lieu
- Médicaments
- Karmique

Lorsque je suis au bon niveau, je vais sentir en moi la réponse positive du corps. Puis j'affine mes questions pour trouver le bon niveau. Par exemple, je trouve « thoracique ». Je dis ensuite toute les strucuture anatomique du thorax. Je trouve alors oesophage.

Ensuite je demande le corps énergétique (physique, énergétique, émotionnel, spirituel, causal).

Puis la cause (travail, famille, couple).

Enfin je date.

Je vais donc trouver par exemple :

- Sternum en émotionnel à cause du travail depuis 6 mois.
- Le rein gauche en causal à cause du transgénérationnel.
- L3 en énergétique à cause du couple.

Mais cette analyse est le point de départ. C'est-à-dire ce pourquoi le consultant est là aujourd'hui. Il ne correspond pas au processus thérapeutique de guérison, qui lui est inconnu.

La perception visuelle

Je perçois visuellement par une différence de couleur ou de volume une zone d'appel. Depuis cette zone j'affine mon regard et je vois la structure en souffrance.

La perception intuitive

Sans approche mentale ou visuelle, je sais que c'est là qu'est le problème du consultant et là ce qui doit être traité.

Synthèse des trois approches

L'objectif du TSE est de pouvoir utiliser les trois approches. Il doit pouvoir jongler entre ses perceptions pour avoir une compréhension la plus globale et la plus précise possible de son consultant.

LA SYMBOLIQUE DES STRUCTURES

Chaque structure de notre corps est en lien avec une symbolique particulière. Les problématique apparaissent lors de dysfonctionnement biopsychosocial. L'intensité d'un symptôme ou d'une douleur ne reflète pas nécessairement le niveau du corps énergétique impliqué (physique, énergétique, émotionnel, spirituel, causal). Un même symptôme peut avoir des origines différentes selon les individus.

Par exemple : une douleur au genou peut être liée à une lésion physique (fracture) chez une personne, à un blocage émotionnel (insatisfaction dans une relation) chez une autre, ou à un conflit causal (rejet d'une situation de vie) chez une troisième. Sauf demande explicite du consultant, ne jamais lui révéler directement ce que le thérapeute perçoit ou diagnostique. Le risque d'erreur existe toujours, et les mots du thérapeute peuvent avoir un impact psychologique profond, parfois sous-estimé.

Par exemple : Dire à un consultant «votre douleur au genou vient d'un conflit relationnel» peut créer de l'anxiété ou de la culpabilité si l'interprétation est erronée ou mal reçue.

Implication thérapeutique

Avant d'aborder une dysfonction, vérifier énergétiquement si le corps du consultant est prêt à travailler sur le problème. Cela peut se faire par une intention mentale («Peux-tu en parler ?») ou une sensation intuitive (ex. : ouverture ou résistance). Poser des questions ouvertes et progressives pour permettre au consultant d'exprimer lui-même le problème. Commencer par «Comment vous sentez-vous dans votre corps en ce moment ?» puis affiner avec «Y a-t-il une situation dans votre vie qui vous pèse en lien avec cette douleur ?»

Laisser le consultant nommer le problème pour éviter toute projection du thérapeute. Cette prudence renforce la relation de confiance et respecte l'autonomie du consultant. Elle nécessite une maîtrise de l'écoute active et de la neutralité.

Niveaux de dysfonction et approches thérapeutiques

Chaque niveau énergétique correspond à une expression spécifique de la dysfonction et à une stratégie thérapeutique adaptée. Voici une synthèse des niveaux, avec leurs significations et leurs traitements :

Physique : Atteinte anatomo-physiologique (ex. : fracture, inflammation, arthrose).

Énergétique : Fatigue face à une situation ou un effort (ex. : «Je suis fatigué de m'adapter»).

Émotionnel : Incapacité à gérer une émotion face à une situation (ex. : «Je suis en colère contre cette relation»).

Spirituel : Doutes sur la direction de vie ou les choix (ex. : «Cette direction ne me convient pas»).

Causal : Refus d'être présent physiquement ou psychologiquement, perte de sens ou de place (ex. : «Je ne trouve plus ma place»).

Il est facile de penser que Les niveaux supérieurs (émotionnel, spirituel, causal) nécessitent une approche intégrative, combinant le travail corporel avec un accompagnement verbal ou énergétique. Mais en pratique ce n'est pas aussi simple, le corps et l'esprit sont totalement interdépendant. S'il est vrai que le mental influe sur la libération du corps, l'inverse est tout aussi juste.

Questions fondamentales pour guider l'approche

Pour chaque consultant, le thérapeute doit se poser les questions suivantes :

- Quels sont les besoins non satisfaits du consultant? (Ex. : besoin de sécurité, de reconnaissance, de liberté).
- Quels mécanismes met-il en place pour être aimé ? (Ex. : sur-adaptation,

sacrifice de soi, perfectionnisme).

• Pourquoi a-t-il le sentiment de ne pas être aimé à sa juste valeur ? (Ex. : croyances limitantes, blessures émotionnelles).

• Comment le ramener dans le temps présent ? (Ex. : exercices de pleine conscience, ancrage énergétique).

• Principe sous-jacent: L'esprit influence le corps, et le corps influence l'esprit. Les symptômes physiques sont souvent des reflets de déséquilibres émotionnels, spirituels ou causaux.

Ces questions orientent l'écoute et permettent de relier les symptômes à des causes profondes. Elles nécessitent une approche empathique et non-jugeante.

La symbolique des structures anatomiques se fait sur le diagnostic de la question " quels sont tes besoins" et pas sur le symptôme.

Symbolique du corps humain : Analyse et explication

Le texte propose une cartographie symbolique du corps, où chaque structure (os, articulation, organe) est associée à des significations spécifiques sur les plans physique, énergétique, émotionnel, spirituel et causal. Où le corps est vu comme un miroir de l'âme et de l'esprit.

Membres inférieurs

• ***Pied: Difficulté à s'adapter***

- Physique : Atteinte structurelle (ex. : entorse, fracture).

- Énergétique : Fatigue de s'adapter à des situations changeantes.

- Émotionnel : Envie de « repousser » ou de fuir (ex. : «donner un coup de pied»).

- Spirituel : Refus de continuer à s'adapter.

- Causal : Épuisement total face à l'adaptation.

- Exemple : Une douleur au pied chez un consultant surmené peut refléter un besoin de ralentir (énergétique) ou une frustration face à un environnement oppressant (émotionnel).

• ***Genou: Relation à l'autre***

- Physique : Atteinte structurelle (ex. : arthrose, ménisque).

- Énergétique : Fatigue dans les interactions sociales.

- Émotionnel : Insatisfaction ou conflit relationnel.

- Spirituel : Doute sur la pérennité d'une relation.

- Causal : Rejet total de la relation.

- Exemple : Une douleur au genou peut indiquer un conflit avec un partenaire (émotionnel) ou un questionnement sur une amitié toxique (spirituel).

• ***Hanche: Capacité à avancer***

- Physique : Atteinte structurelle (ex. : coxarthrose).

- Énergétique : Fatigue d'aller de l'avant.

- Émotionnel : Frustration face à la direction de vie.

- Spirituel : Désalignement avec ses aspirations.

- Causal : Refus de la trajectoire actuelle.

- Exemple : Une raideur de hanche peut refléter une peur de changer de carrière (spirituel) ou un sentiment d'être « bloqué » dans sa vie (causal).

Région pelvienne

- ***Sacrum: Assise, fondamentaux***

  - Physique : Atteinte structurelle.

  - Énergétique : Besoin de repos et de stabilité.

  - Émotionnel : Croyances ou valeurs ébranlées.

  - Spirituel : Perte d'identité ou de direction.

  - Causal : Déconnexion de soi.

  - Exemple : Une douleur sacrée peut indiquer une crise identitaire (spirituel) ou un sentiment de ne plus appartenir à son environnement (causal).

- ***Coccyx: Mémoire familiale et ancestrale***

  - Physique : Atteinte structurelle

  - Énergétique : Fatigue liée à des héritages familiaux.

  - Émotionnel : Poids des traumas transgénérationnels.

  - Spirituel : Questionnement sur les racines.

  - Causal : Rejet des schémas ancestraux.

  - Exemple : Une douleur au coccyx peut être liée à un conflit familial non résolu (émotionnel) ou à un besoin de se libérer des attentes familiales (causal).

Colonne vertébrale

- ***Lombaires :***

  - L1 (Anxiété) : Liée au stress et à l'estomac.

  Ex. : Douleur à L1 peut refléter une anxiété chronique (émotionnel) ou une peur de l'avenir (spirituel).

  - L2 (Impuissance) : Sentiment d'incapacité face à une situation.

Ex. : Douleur à L2 peut indiquer une frustration de ne pas contrôler une situation (émotionnel).

- L3 (Frustration, peur) : Liée aux reins et à l'énergie vitale.

Ex. : Douleur à L3 peut refléter une peur viscérale (émotionnel) ou un doute sur son chemin (spirituel).

- L4 (Paralysie) : Tendance à se voiler la face ou à s'immobiliser.

Ex. : Douleur à L4 peut indiquer un évitement de la réalité (émotionnel).

- L5 (Pression) : Sentiment d'être submergé.

Ex. : Douleur à L5 peut refléter une surcharge émotionnelle (émotionnel) ou un effondrement (causal).

• ***Dorsales/Thoraciques :***

- D1 (Sensibilité) : Fatigue émotionnelle.

- D2 (Oppression) : Angoisse, liée aux poumons.

- D3 (Injustice) : Indignation face à une situation.

- D4 (Conflit corps/esprit) : Désalignement intérieur.

- D5 (Déception) : Haine ou frustration envers autrui.

- D6 (Idées fausses) : Enfermement mental.

- D7 (Amertume) : Refuge dans le travail, asthme.

- D8-D11 (Déprime) : Idées noires, repli sur soi.

- D12 (Colère) : Liée au foie et à la gestion émotionnelle

Exemple : Une douleur à D3 peut indiquer une indignation face à une injustice au travail (émotionnel) ou un questionnement sur ses valeurs (spirituel).

• ***Cervicales : «Je ne tiens plus le coup» :***

- C1/C2 (Instabilité) : Refus d'accepter la réalité.

- C3 (Amertume) : Liée à la thyroïde.

- C4/C5/C6 (Chagrin) : Douleur émotionnelle profonde.
- C7 (Abandon) : Sentiment de ne plus pouvoir se défendre.

Organes et systèmes

- Poumon (Tristesse) : Difficulté à lâcher prise émotionnellement.
- Cœur (Amour) : Problèmes liés à l'amour de soi ou des autres.
- Œsophage (Capacité à avaler) : Difficulté à accepter une situation.
- Estomac (Stress) : Réaction au stress aigu.
- Duodénum/Jéjunum (Stress chronique) : Stress prolongé.
- Intestin grêle (Acceptation) : Incapacité à intégrer une situation.
- Colon (Lâcher prise) : Difficulté à se libérer.
- Rectum (Évacuation) : Tendance à retenir.
- Foie (Colère) : Gestion des émotions.
- Vésicule biliaire (Culpabilité) : Poids des regrets.
- Pancréas (Rumination) : Manque affectif, pensées obsessionnelles.
- Rein (Peur) : Énergie fondamentale, peur viscérale.
- Vessie (Territoire) : Problèmes de limites ou d'affirmation.
- Utérus/Ovaire (Maternité) : Questions liées à la création ou à la féminité.
- Vagin/Prostate (Sexualité) : Problèmes de sensualité ou d'identité sexuelle.

Membres supérieurs

- Omoplate (Ailes) : Sentiment d'enfermement, désir de liberté.
- Clavicule (Abandon) : Lâcher prise ou renoncement.
- Épaule (Action) : Incapacité à agir ou à avancer.

- Coude (Lien avec autrui) : Difficulté dans les relations collectives.

- Poignet (Adaptation) : Problèmes d'ajustement.

- Doigts :

  a. Pouce : Validation (Top ou pas).

  b. Index : Direction à suivre.

  c. Majeur : Chagrin familial.

  d. Annulaire : Chagrin de couple.

  e. Auriculaire : Chagrin du cœur.

Systèmes corporels

- Système neurologique (Esprit, corps spirituel) : Lié à la prise de décision et au sens de la vie.

- Système sanguin/lymphatique (Âme, corps causal) : Lié à la place dans le système (famille, société).

- Système osseux (Corps énergétique) : Fatigue structurelle.

- LCR (Liquide céphalo-rachidien, corps énergétique) : Fatigue énergétique.

- Cerveau/Tronc cérébral (Corps spirituel) : Décisions et orientation de vie.

- Système limbique (Corps émotionnel/causal) : Souvenirs et perturbations émotionnelles. Système de défense

- Thalamus : gestion des émotions

Application pratique : Intégration dans le modèle de correction

Le modèle de correction d'une dysfonction peut être enrichi par ces principes et cette symbolique. Par exemple : Utiliser la symbolique pour orienter l'écoute. Par exemple, une douleur au genou suggère un problème relationnel (émotionnel ou spirituel). Poser des questions comme : «Comment vous sentez-vous dans vos relations en ce moment ?» Vérifier le niveau énergétique impliqué (physique, énergétique, etc.) en combinant l'intuition, la palpation, et l'histoire du consultant.

Préparation du TSE

Maintenir une neutralité stricte pour éviter de projeter des interprétations basées sur la symbolique (ex. : ne pas présumer un conflit relationnel pour un genou douloureux sans validation). Poser une intention thérapeutique adaptée au niveau énergétique. Et demander la permission au corps avant d'aborder la dysfonction, en respectant le principe de prudence.

Interaction avec l'intelligence interne

Laisser le corps guider vers le niveau énergétique pertinent. Par exemple, une douleur au genou peut d'abord nécessiter un travail physique (mobilisation), puis révéler une composante émotionnelle (frustration relationnelle). Utiliser des questions concentriques pour aider le consultant à exprimer le problème, sans suggérer directement la symbolique. Observer les signes de libération correspondant au niveau énergétique et accompagner le consultant vers une reconnexion à ses besoins profonds, surtout pour les niveaux spirituel et causal.

Vérification finale

Confirmer que la dysfonction est résolue sur tous les plans (physique, énergétique, etc.). Enfin, vérifier si le consultant se sent plus aligné sur ses besoins et sa place dans le présent.

LA PLEINE PRÉSENCE POUR POSER SES MAINS

La stabilité corporelle en TSE repose sur une approche reçue plutôt que forcée, pour favoriser une présence thérapeutique fluide et efficace. Pas à pas, comment développer cette stabilité, en passant d'une posture contrôlée à une organisation naturelle, du bas vers le haut.

L'ancrage commence par l'interface entre les pieds et le sol. Il ne s'agit pas d'un effort volontaire pour s'enraciner, mais de percevoir le soutien naturel du sol. Cela induit une stabilité passive, sans aucun effort requis de votre part. Cela réduit aussi le contrôle postural excessif et permet une transmission claire d'informations sensorielles vers le système nerveux. Enfin, cela active les réflexes archaïques de support, qui procurent une sécurité instinctive. Ainsi, la stabilité arrive vers vous, sans action directe. Pour l'observer, portez attention à la surface de contact : le talon pour la stabilité, le bord externe pour l'équilibre latéral, et l'avant-pied pour la propulsion. Notez aussi la densité et l'élasticité du sol, par exemple un sol ferme par rapport à un tapis souple. Observez enfin les micro-ajustements spontanés des pieds, ces mouvements automatiques. Pour une introduction pratique, tenez-vous debout, pieds nus si possible, et portez votre attention une minute sur cette interface. Notez comment le sol répond à votre poids.

Le hara, n'est pas un point à contracter activement. C'est un espace de coordination naturelle qui s'active une fois le soutien basal en place. Quand la conscience y est dirigée, le corps s'aligne autour d'un axe vertical. Le tonus musculaire s'optimise, en gaspillant moins d'énergie. La posture s'unifie en une harmonie globale. L'intention thérapeutique gagne en clarté. Ainsi, la stabilité s'organise de l'intérieur, comme un effet domino. Cependant, il faut éviter un piège : aller directement au hara sans base au sol peut créer une stabilité artificielle, basée sur l'effort mental. Cela mène aussi à un recentrage trop cérébral. De surcroît, il se produit un tonus de contrôle, avec une tension inutile. Le conseil est donc de toujours partir du sol pour activer le hara.

C'est un travail perceptuel et non mental.

En TSE, la clé réside dans l'interface, pas dans un lieu fixe. La stabilité n'est pas localisée dans un muscle, un point ou un concept abstrait. Elle émerge d'une séquence fluide : le soutien externe, la réception corporelle, puis l'organisation interne. D'abord, dirigez la conscience vers les pieds. Ensuite, percevez le soutien du sol, en sentant qu'il pousse vers vous. Puis, laissez l'information remonter naturellement vers le bassin. Enfin, observez le hara émerger comme résultat, sans le viser directement. Cette approche évite les blocages et favorise un flux continu.

Les mots que vous utilisez intérieurement influencent votre expérience. Évitez les formulations actives qui impliquent un effort, comme «je m'ancre» ou «je me centre». Ainsi, progressivement, la stabilité devient silencieuse, sans effort, et disponible pour le consultant, ce qui accroît l'ouverture relationnelle. Vous n'aurez plus besoin de phrases silencieuses.

En synthèse, du point de vue neuro-sensoriel, la stabilité se construit du bas vers le haut en six étapes naturelles. D'abord, le sol fournit un soutien. Ensuite, les pieds reçoivent cette information. Puis, l'information remonte des jambes vers le bassin. Le hara s'organise ensuite. L'axe corporel se clarifie. Enfin, le haut du corps, comme la tête et les épaules, se relâche. Cela fonctionne parce que forcer le centrage crée du contrôle et de la rigidité. Chercher la stabilité par le haut génère de la tension. La vraie stabilité est reçue, pas construite. Notez que ce n'est pas un processus linéaire mécanique. En TSE, une fois le bas stabilisé, un effet secondaire apparaît : le haut lâche prise. Cela se manifeste par la tête qui se pose, avec moins de suranalyse. La respiration s'élargit. Le regard s'ouvre, pour une présence accrue. On passe alors de l'ancrage à une cohérence verticale globale.

Il est essentiel de porter d'abord son attention vers le sol. Il s'agit de sentir clairement le contact des pieds, de percevoir le poids du corps et de laisser la gravité agir sans résistance. Cette relation au sol constitue la base de l'organisation posturale.

Ensuite, l'attention peut se placer dans la ligne médiane du corps. Cette ligne relie la tête, le thorax et le bassin, et permet une organisation interne cohérente. Il ne s'agit pas de se tenir de manière rigide, mais de laisser émerger une verticalité naturelle, sans effort ni tension.

Enfin, la stabilité se renforce lorsque l'attention s'ouvre à l'ensemble de l'espace. Plutôt que de se focaliser sur un point précis, il est préférable de percevoir de manière large, en incluant à la fois son propre corps, le sol et l'environnement autour. Cette perception globale permet une régulation plus fine et plus stable.

Enfin, cette organisation corporelle peut être maintenue dans la relation. Il devient possible de rester présent à soi tout en étant en contact avec l'autre, que ce soit dans la parole, l'écoute ou le toucher. Le travail corporel soutient alors la qualité de présence, la stabilité émotionnelle et la disponibilité relationnelle.

En pratique clinique, intégrez cela avant chaque séance pour des bénéfices immédiats. Vos mains deviennent plus sensibles, pour une écoute tissulaire affinée. Votre attention s'approfondit sans fatigue. Vous n'avez plus besoin de tenir la session, avec moins de compensation. Le patient ressent votre sécurité, ce qui favorise son propre relâchement. L'intégration est progressive : commencez par l'interface pieds-sol, puis intégrez le hara. Avec la répétition, la stabilité reçue deviendra naturelle.

INSTALLER LA RELIANCE

En TSE, la relation avec le patient ne repose pas sur une technique spécifique pour communiquer, mais sur un état intérieur de présence authentique. Imaginez cela comme une danse subtile : la relation ne se construit pas artificiellement, elle émerge naturellement lorsque certaines conditions intérieures sont réunies chez le praticien.

D'abord, le praticien doit établir une relation solide avec lui-même avant de se tourner vers le consultant. Cela signifie cultiver une présence calme et non pressée, où le temps semble s'étirer sans urgence. Par exemple, il régule son système nerveux pour éviter toute tension résiduelle, et il descend son attention dans son propre corps, comme si elle s'enracinait dans le sol. Surtout, il abandonne toute intention de corriger un problème ou de réussir une intervention ; au lieu de «faire» quelque chose, il se rend simplement disponible. Cette qualité de présence crée déjà un champ relationnel sécurisant autour de lui, que le patient perçoit souvent intuitivement, bien avant tout contact physique.

Ensuite, il est essentiel de rencontrer le consultant en tant que personne vivante, et non comme un simple porteur d'un problème. Cela implique de ne pas réduire l'individu à un symptôme isolé, qui pourrait limiter notre vision. De même, le TSE laisse tomber les hypothèses mentales préconçues, ces idées fixes qui pourraient aveugler. Au contraire, nous accueillons ce qui est présent ici et maintenant, tel que c'est, sans jugement ni filtre. Ainsi, la relation se transforme en une véritable rencontre humaine, loin d'une intervention mécanique. Le patient n'est plus un objet passif à soigner, mais un partenaire actif dans un processus vivant et partagé.

Troisièmement, l'écoute précède toujours l'action en TSE, et cette écoute est globale et immersive. Elle englobe les tissus du corps, les rythmes subtils qui pulsent en nous, l'espace entre les choses, le silence qui parle autant que les mots, et même les manifestations les plus discrètes, comme un frémissement infime. Le praticien n'impose aucun mouvement extérieur ; il accompagne simplement ce qui cherche déjà à s'organiser naturellement. Cette écoute fine et patiente forge une relation profonde, que le consultant décrit souvent par ces mots : « Je me sens vu, entendu et respecté dans ma totalité. » C'est une invitation à la confiance, où le corps peut enfin murmurer ses secrets sans crainte d'être interrompu.

Quatrièmement, la neutralité en TSE n'est pas une distance froide ou impersonnelle, mais une présence engagée et sensible. Elle se manifeste par une absence totale de projections personnelles, ces attentes inconscientes que nous pourrions imposer, et par le lâcher-prise d'une volonté directive. Pourtant, elle reste profondément humaine : le praticien est pleinement là. Sans diriger ni forcer, il offre un espace neutre où le vivant du patient peut s'exprimer librement. C'est cette neutralité engagée qui rend la relation fluide et transformative.

Cinquièmement, la relation en TSE n'est pas fabriquée ou forcée ; elle se déploie d'elle-même lorsque le praticien ralentit son rythme intérieur. Elle s'approfondit grâce à une confiance absolue dans le processus naturel du corps, et elle s'ajuste harmonieusement au tempo unique du patient. Parfois, cette relation est silencieuse et contemplative, comme un repos partagé. D'autres fois, elle s'emplit d'émotions vives, libérées dans un élan spontané. Ou encore, elle reste subtile, presque imperceptible, comme un fil tendu entre deux âmes. Toutes ces formes sont justes et valables, tant qu'elles honorent le temps du vivant, sans précipitation ni contrainte. L'art ici est de laisser être, et d'observer comment la magie opère.

Enfin, cette relation est thérapeutique en soi, bien avant toute technique manuelle. Elle restaure un sentiment profond de sécurité chez le patient, comme un cocon protecteur. Elle soutient l'autorégulation naturelle du corps, en lui redonnant confiance en ses propres ressources. Et surtout, elle permet au patient de se sentir habité par une force vitale reconnue et honorée. Dans ce cadre, le vrai soin n'émane pas du praticien comme d'un sauveur externe, mais du vivant même du patient, amplifié et soutenu par cette relation bienveillante. C'est une leçon profonde : en étant pleinement présent, nous devenons un catalyseur, non un réparateur.

En résumé, être en relation avec son patient en TSE, c'est offrir une présence stable, ouverte et non dirigeante, dans laquelle le vivant peut se reconnaître et s'organiser librement. Créer la reliance (ou connexion vivante) avec le consultant, ce n'est pas « faire contact » au sens physique, mais entrer en résonance avec la Présence vivante qui s'exprime à travers lui. C'est ce qui transforme une séance technique en rencontre thérapeutique profonde.

La reliance, c'est l'état de conscience partagé entre deux présences : celle du TSE et celle du consultant. Ce n'est pas une fusion, ni une projection, mais un accord vibratoire, comme deux instruments qui s'accordent sur une même note.

« La neutralité n'est pas l'absence d'amour, c'est la forme la plus pure de l'amour. »

Les pièges à éviter

- Vouloir "entrer" dans le patient, cela crée une fusion ou une intrusion énergétique.
- Chercher des phénomènes ou des "ressentis" car la véritable écoute est une écoute sans attente.
- Confondre empathie et reliance. L'empathie est horizontale (émotionnelle), la reliance est verticale (présence à la Présence).

Créer la reliance, c'est se centrer dans sa propre Présence. Puis contacter le patient sans intention. Laisser le champ commun s'organiser, et enfin se retirer dans la Présence partagée. C'est une expérience de communion silencieuse. Elle transforme autant le patient que le thérapeute.

LA MISE AU NEUTRE

En TSE, la mise au neutre, est une technique ou un état thérapeutique visant à rééquilibrer le corps en éliminant les adaptations secondaires (compensations) pour permettre un retour à un état d'harmonie naturelle, souvent appelé point neutre ou point d'équilibre. Elle s'inscrit dans une approche globale, intégrant les dimensions physique, énergétique, émotionnelle, spirituelle et causale. Elle repose sur une écoute intuitive du corps, en résonance avec le concept de «souffle de vie» et l'immobilité dynamique du TSE.

La mise au neutre est un processus thérapeutique où le thérapeute, par une intention consciente et une main accompagnatrice, qui guide le corps du consultant vers un état de repos fonctionnel où les tensions et compensations secondaires sont libérées. Elle consiste à débarrasser le corps des adaptations secondaires (tensions musculaires, restrictions articulaires, déséquilibres énergétiques) qui maintiennent des dysfonctions. Puis restaurer l'harmonie globale et permettre au corps de retrouver son alignement naturel, favorisant l'expression de la santé et de la fonction, comme dans vos tests («La santé s'exprime-t-elle ? La fonction ?»).

Enfin, faciliter la guérison en se connectant au «souffle de vie» (force vitale inhérente au corps), le thérapeute laisse l'intelligence du corps guider le processus de correction.

Méthodologie

Le TSE se place au pied du consultant, avec les mains sous les mollets, pour établir une connexion globale avec le corps. Cette position favorise une écoute systémique, en lien avec l'ancrage décrit dans la posture thérapeutique. Il accompagne ensuite le processus.

Le TSE note:

- Une diminution de la tension tissulaire dans ses mains
- Une ouverture et un relachement du corps
- Une cohérence des mouvements internes

- Un alignement de tous les corps énergétique en une juste position.
- Une clarté en lui et chez le consultant
- Une autonomie du système
- L'émergence d'un calme émotionnel

OÙ AS-TU BESOIN QUE JE SOIS ?

La question « Quels sont tes besoins ? » implique une attente de réponse sous forme de manque ou de demande. Elle oriente l'attention du thérapeute vers ce qui ne va pas, ce qui est à « combler » ou à « réparer ». Car c'est cela qui a amené le consultant à tendre vers la pathologie. Elle permet donc de comprendre le cheminement qui a amené le sujet à être présent aujourd'hui en séance.

La question silencieuse « Où as-tu besoin que je sois ? » n'est pas question de manque, mais un point de relation.

En revanche, « Où as-tu besoin que je sois ? » est une question qui place la relation thérapeutique au centre du soin. Elle signifie que le TSE ne s'impose pas, mais qu'il se rend disponible pour rencontrer le consultant là où il en a besoin. Cette phrase ouvre un espace d'écoute, de respect et de collaboration, dans lequel le consultant peut se sentir reconnu dans son vécu, qu'il soit physique, émotionnel ou plus diffus. Elle permet d'ajuster la présence du thérapeute, que ce soit dans le contact, dans la distance, dans l'attention ou dans le rythme de la séance. Elle invite à une posture souple, capable de s'adapter sans diriger, et à une qualité de présence qui soutient sans envahir. Dans cette approche, le TSE ne cherche pas à corriger ou à contrôler, mais à accompagner, en se laissant guider par ce qui émerge chez le consultant. Ainsi, cette phrase devient une porte d'entrée vers un soin fondé sur l'ajustement, la présence et la co-construction de l'expérience thérapeutique.

Le point de relation précède et soutient le changement thérapeutique ; elle n'est pas son résultat. Elle émerge dans l'interaction thérapeutique. Elle repose sur la neutralité du praticien (absence de jugement ou d'intention directive), sa stabilité (ancrage personnel pour ne pas perturber le champ), et sa disponibilité (écoute attentive sans anticipation).

Le point de relation

En TSE, le point de relation représente un état de référence essentiel. Il ne s'agit ni d'une technique spécifique, ni d'une attitude mentale imposée, mais d'une qualité de présence partagée entre le praticien et le système du consultant. Il désigne un état de fluidité et d'harmonie naturelle dans les mouvements inhérents du corps, où tout s'écoule avec facilité, sans résistance ni tension. C'est un mouvement «normal» qui reflète une connexion profonde avec l'entièreté de l'être, permettant une adaptation fluide au stress, une récupération optimale via l'homéostasie (équilibre physiologique) et la trophicité (nourrissement des tissus). Le point de relation évoque «un sens d'harmonie et de paix».

C'est la capacité du système global (consultant, environnement et praticien) à maintenir son organisation, sa fluidité et sa cohérence, même face à des tensions, traumatismes ou symptômes. C'est l'espace où la vie continue de circuler librement, sans entrave.

Le point de relation correspond à :

- La « zone de santé » : un domaine préservé de l'équilibre.
- Le « champ de cohérence » : un réseau d'organisation stable au sein du corps.
- L'équilibre préexistant : présent même chez un patient hautement symptomatique.

Le TSE ne travaille pas contre la lésion, mais à partir du point de relation déjà présent. Il n'implique pas l'absence totale de dysfonctionnements. Un consultant peut présenter une douleur aiguë ou chronique, un traumatisme passé ou récent, ou une restriction de mobilité sévère. Mais des signes d'aisance subsistent souvent. Le TSE essaie alors de s'accorder au point de relation par une palpation sensible sans jamais la forcer par une intervention prématurée. Il cherche à la reconnaître en premier, avant toute technique.

Au niveau palpatoire, le TSE retrouvera une sensation d'espace ouvert et non contraint, un mouvement lent, ample et non vectoriel (sans direction imposée), et une perception d'un temps ralenti (rythme interne apaisé). Le point de relation facilite la réorganisation émotionnelle sans catharsis forcée ni reviviscence traumatique.

A la fin de la séance, en cas de doute, le TSE peut demander silencieusement au corps : " As-tu encore besoin de ma présence " ? Cette interrogation peut parfois émerger chez le TSE, car le processus thérapeutique est complexe. Tout peut avoir été résolu, perçois t'on, mais malgré tout, le patient à encore besoin de notre lien. Ce n'est plus un lien de résolution, mais de présence pure : " reste encore avec moi s'il te plait..Car j'ai encore besoin de toi.

Etre en relation et au service

«Etre au service» désigne un état d'humilité et de présence dédiée où le TSE se place au service des forces vitales du patient, sans ego ni attente de résultats. Cela signifie se mettre en «creux», une posture de facilitateur passif pour soutenir la santé inhérente du corps, en écoutant ses rythmes subtils plutôt qu'en imposant une correction. Contrairement à une approche directive, être au service invite à une collaboration fluide avec les lois du vivant, favorisant un espace de confiance où la santé émerge naturellement. C'est une extension du centrage et de l'ouverture dont nous parlions : le thérapeute devient un point d'appui, aligné sur le moment présent, pour que le patient accède à sa plénitude.

La fin de traitement se ressent par un triple relachement : chez le consultant, le TSE et dans l'espace commun.

Le point de relation et les émotions

Lorsque le système perçoit la sécurité via le point de relation, les émotions se dénouent naturellement. Il est donc nécessaire de priorisez l'établissement du point de relation pour un travail émotionnel efficace et respectueux car il respecte l'intelligence inhérente du système vivant et évite la sur-stimulation (réduisant le risque d'épuisement). Ainsi, il favorise un changement durable et non invasif.

Dans la pratique TSE, ce qui frappe rarement en premier, ce n'est pas l'absence de vie, mais l'absence de relation. Le corps est vivant, les tissus sont présents, les mouvements existent encore, mais quelque chose est devenu laborieux, contraint, défensif. Le point de relation n'est pas un confort. C'est une qualité fondamentale de l'organisation du vivant. Lorsqu'il disparaît, le vivant ne s'organise plus : il compense. Le point de relation est le point d'appui fondamental du vivant. C'est là que le praticien s'installe avec écoute et patience : le corps, guidé par sa propre sagesse, sait alors comment se réorganiser. Le point de relation est le seuil à partir duquel le vivant peut redevenir intelligent. Il est le langage commun entre le vivant et le Souffle de Vie. Le TSE ne cherche pas à comprendre ce seuil. Il apprend à le reconnaître, le respecter et s'y tenir. C'est là que la clinique devient simple, silencieuse, et profonde.

Le travail avec le vivant peut commencer

Le point de relation et le vivant sont deux notions proches mais non superposables. Elles se situent à des niveaux différents de perception et d'intervention.

Le vivant est ce qui est là, objectivement présent. C'est une réalité qui peut être perturbée, ralentie, fragmentée mais il est toujours présente tant que la vie est là. Le vivant agit, s'exprime, se manifeste, même dans la souffrance, le chaos ou la compensation. Le vivant est l'ensemble des manifestations de la vie dans le corps : mouvements, rythmes, tissus, émotions, système nerveux, adaptations, etréponses à l'environnement. Le vivant est ce qui s'exprime, ce qui bouge, ce qui réagit. C'est observable, perceptible et changeant. Il peut être désorganisé, influencé par le traumatisme, pris dans la survie, ou dominé par la compensation. Le vivant n'est pas toujours porteur de santé.

Le Souffle de Vie est le principe organisateur fondamental : non personnel, non localisé, antérieur aux formes, constant, même dans la pathologie. Le Souffle de Vie est ce qui organise le vivant. Il est toujours présent, jamais traumatisé ni altéré. Même quand le vivant est en chaos, le Souffle de Vie reste intact.

Le vivant peut être blessé.
Le Souffle de Vie ne l'est jamais.
C'est pour cela qu'il peut réparer.

Le point de relation est la qualité de relation du système à ce vivant, mais n'est pas le vivant lui-même. C'est la fluidité, la non-résistance, et la capacité du système à laisser circuler la vie. Il se manifeste par de l'espace, de la simplicité, une absence d'effort, une économie de moyens, et enfin une impression de justesse. C'est un état relationnel, pas une force. Quand le point de relation apparaît, le système n'a plus besoin de "faire", les tissus se reposent dans les fluides de l'univers, le corps se laisse faire et il n'y a plus rien à corriger. Le travail consiste à passer du vivant sans aisance… à un vivant en aisance.

Quand le TSE est au point de relation, le vivant devient plus lisible, plus cohérent et plus auto-correcteur

---

Le vivant soigne.
Le point de relation permet au vivant de soigner.

Après avoir clarifié le point de relation et le vivant, ce que le TSE continue de travailler n'est plus une "technique", mais une maturation de l'état du praticien et de sa capacité à rester orienté sans intervenir. Le TSE doit continuer à travailler sur soi (avant le consultant). Notamment sur l'axe central, et donc la stabilité dans le point de relation pendant que le vivant fait son travail Concrètement, cela signifie rester présent sans glisser vers le faire et tolérer l'intensité du vivant (chaos, inertie, vide, silence). Ne pas vouloir "aller mieux" trop vite et accepter les temps longs, les non-événements. Ce n'est pas le corps du patient qui est en difficulté, c'est souvent la patience du praticien.

Affiner son orientation (boussole clinique)

Le TSE continue à travailler sa capacité à sentir où le vivant est le plus cohérent et à reconnaître ce qui organise par rapport à ce qui compense. L'objectif est de lui donner l'espace dont il a besoin.

Approfondir la neutralité vivante

C'est-à-dire pas une neutralité "vide", mais ouverte, informée, sensible et engagée sans intention. Le TSE doit donc travailler l'absence d'attente, l'absence de diagnostic actif sous les mains, et la non-identification à ce que vit le patient

Travailler la tolérance au non-changement

C'est un cap majeur. Le TSE apprend à rester quand "il ne se passe rien", faire confiance aux ajustements invisibles et accepter que certaines séances ne produisent aucun signe spectaculaire. Car le vivant travaille souvent en silence.

Affiner sa perception du rythme juste

Continuer à travailler la justesse temporelle pour savoir quand intervenir, attendre, se retirer et clôturer.

Intégrer l'émotionnel sans le traiter

Il ne s'agit plus de travailler "l'émotion" mais de la laisser être contenue par le vivant. L'émotion se réorganise quand le contenant corporel est stable, et que la personne retrouve son axe dans son espace.

LE TRAITEMENT MANUEL EN TSE

Ce modèle s'appuie sur une approche vitaliste, intuitive et holistique, où le thérapeute agit comme un facilitateur pour soutenir l'intelligence interne et le souffle de vie du consultant.

Les fondements

Une fois que le TSE à son référentiel. Il entre dans un état de présence consciente, et s'assure qu'il est dans un état optimal pour faciliter la correction sans interférer avec le processus.

- Ancrage : Le thérapeute établit une connexion énergétique avec la terre, il descend sa conscience dans l'interface entre ses pieds et le sol. Puis reste dans son hara.
- Centrage : Alignement intérieur du fil à plomb.
- Ouverture : Réceptivité à l'intelligence interne du consultant, en abandonnant tout contrôle ou attente. Cela implique une posture d'humilité et de confiance.

L'ancrage permet le démarrage du processus thérapeutique.

Le centrage autorise la continuité du processus thérapeutique.

L'espace assure l'expansion du processus thérapeutique.

Stabilité — L'ancrage corporel

Assis, dans une position neutre, les pieds parallèles écartés, largeur du bassin. Je sens le contact de mes pieds avec le sol. Est-ce que mon poids est réparti ? Je fléchis légèrement les genoux, comme pour éviter de «bloquer» la structure. Je détends le bassin, il repose naturellement, sans tension.

Je cherche le bon centrage de mon rachis, je relâche mes épaules et je sens le sommet de mon crâne s'étirer vers le haut. J'inspire lentement par le nez, et je laisse mon souffle descendre dans le ventre.

Centrage — L'alignement intérieur

Je porte mon attention sur mon hara (3 doigts sous le nombril). J'inspire en portant mon attention sur mon centre. À l'expiration, je laisse mes pensées descendre en moi, puis vers la plante des pieds. Je suis rassemblé, sans dispersion. Si des pensées ou émotions surgissent, Je les observe sans m'y accrocher. Ma langue est derrière mon palais supérieur et le regard posé à mon horizontalité. Mon rachis trouve la bonne posture qui permet l'alignement et l'ouverture.

Espace

J'accepte ce qui est de façon inconditionnelle, sans jugement, d'attachement au résultat, ou de projections personnelles. Le thérapeute reste un observateur impartial. Cette étape est cruciale pour éviter que les émotions ou l'état énergétique du thérapeute n'interfèrent pas avec le processus

Le TSE demande alors silencieusement : « Où veux-tu que je sois ? » Et pose ses mains en polarité à l'endroit indiqué par le corps.

Des phrases silencieuses peuvent être une aide pour les débutants. Mais l'objectif est de ne pas nommer son état d'être. Parce que nommer, c'est figer, alors que ressentir, c'est laisser vivant. Cette distinction fondamentale n'est pas seulement une subtilité philosophique ; elle résonne profondément avec les principes de la TSE et le travail de présence que l'on transmet dans cette pratique. En effet, nommer impose une structure mentale qui restreint le flux du vivant, tandis que ressentir ouvre un espace de dialogue subtil avec le corps et l'énergie qui l'anime. Privilégier le ressenti pendant l'écoute thérapeutique permet de préserver la dynamique du vivant, en évitant les pièges de la classification prématurée. Nommer un phénomène, c'est lui apposer une étiquette mentale qui le classe instantanément dans des catégories préétablies. Dès lors, le cerveau, avide d'ordre, le réduit à des termes. Cette classification, bien qu'utile pour l'analyse rétrospective, opère une sélection implicite : elle privilégie une hypothèse au détriment de toutes les autres, orientant inconsciemment l'attention vers ce que l'on pense déjà savoir ou que l'on veut obtenir. Le vivant, qui est un processus fluide et en perpétuelle évolution, se trouve ainsi transformé en un objet statique, connu et maîtrisé. Au lieu d'un champ ouvert d'exploration, le praticien se retrouve piégé dans une vision réductrice, où le mystère du corps, sa respiration, ses rythmes subtils, sont sacrifiés sur l'autel de la rationalité. En TSE, cette réduction est particulièrement néfaste, car elle interrompt le dialogue avec le « souffle de vie », cette force primordiale qui ne tolère pas d'être capturée dans des mots trop hâtifs.

À l'opposé, ressentir consiste à suspendre le jugement et à ne pas décider à l'avance de la forme que prendra l'expérience. Dans cet espace pré-verbal, il n'y a ni diagnostic imposé ni narration préfabriquée, seulement un mouvement naissant, une qualité tactile, une variation imperceptible, une direction subtile qui émerge du silence intérieur. Le ressenti est ainsi plus proche du vivant tel qu'il se déploie : global, multidimensionnel et évolutif à chaque instant. Contrairement au langage, qui segmente et linéarise la réalité en la figeant dans le temps, le ressenti embrasse l'ensemble sans le découper. Quand le mental prend la main par un nommage prématuré, la perception se referme et la relation devient interprétative, distante. En revanche, en restant ancré dans le ressenti, la perception s'affine naturellement : le système nerveux s'apaise, et le corps, libéré de l'intervention directive, s'organise de lui-même.

Cette approche n'est pas passive ; elle est un abandon conscient, une présence qui permet au vivant de se révéler dans sa plénitude. Ressentir, instaure une relation intime et dialogique : « Je perçois une densité qui cherche son rythme. » Ici, le thérapeute n'impose pas, il accompagne, laissant le corps exprimer ses besoins. En TSE, cette relation est essentielle, car elle respecte les concepts centraux qui ne peuvent être pleinement appréhendés qu'en immersion sensorielle. Nommer trop tôt contracte la perception, rigidifie l'écoute et ralentit le processus vital. Le vivant, farouche et insaisissable, ne se livre que là où il n'est pas saisi par des mots ; il exige une rencontre, non une compréhension intellectuelle.

Rester dans une écoute neutre

Le TSE privilégie une présence globale et non directive, où le praticien se connecte au processus thérapeutique inhérent du consultant. Le praticien pourrait inconsciemment se concentrer sur une zone ou un problème particulier, ce qui peut interférer avec la capacité à percevoir le corps comme un tout unifié. L'attention est donc avant tout diriger vers lui même, puis vers l'autre, et enfin, vers la relation à l'autre.

L'Émergence de la Vie

Dans la TSE, l'histoire du consultant s'exprime comme une danse où je suis le partenaire qui met en lumière sa vitalité. L'axis mundi du TSE est de révéler les points d'appui dans son corps, permettant au souffle de vie de s'épanouir. Grâce à son ancrage profond et à un savoir-faire libéré de l'ego et de la volonté, il se mets au service d'une force universelle, consciente et puissante, qui guide le processus de guérison. La clé du succès réside dans la confiance absolue en le Tout, qui s'appuie sur le TSE pour faire émerger la vie. Le vide mental ouvre un espace où l'intelligence universelle peut s'installer, guidant ses gestes depuis un corps pleinement aligné dans tous ses champs énergétiques. Il ne se demande pas si ses actions sont justes, s'il est au bon endroit, s'il appuie trop fort ou s'il utilise des techniques faciales, tissulaires, structurelles ou énergétiques. Il a confiance, sans hésitation. Analyser pendant le soin risquerait de rompre la connexion. Son unique mission est de trouver la santé, tapie dans l'ombre, prête à s'exprimer.

Il cherche l'espace « entre », cet infime point invisible où la vie attend un point d'appui pour surgir. En tant que point d'appui, le thérapeute perçois l'émergence de la santé naissant au cœur des structures du consultant. Cette force grandit, réorganise les corps énergétiques et atteint un niveau vibratoire en harmonie avec le cosmos. Ce geste thérapeutique est un acte de lâcher-prise, une ouverture des sens et une présence totale dans l'instant. Il n'est pas une volonté de saisir ou de contrôler, mais une attente, une invitation à accueillir ce qui émerge. Les sens, libérés par ce lâcher-prise, retrouvent leur source originelle. Dans le calme intérieur, le TSE écoute avec respect l'émergence de la vie. Alors, avec une certitude douce et une conviction profonde, il sait, et permet à la vie de reprendre sa place.

Un point d'appui dynamique

Le processus thérapeutique commence, par exemple, dans le champ spirituel, mais l'émergence de la vie est en constant mouvement, changeant de lieu et de champ. Le TSE dois donc être un point d'appui stable dans tous les plans – physique, émotionnel, énergétique, spirituel – tout en restant alerte et intuitif. Ses mains suivent ce flux vital, se déplaçant si nécessaire, guidées par une écoute sans intention ni appropriation.

En incarnant ce point d'appui dynamique, il facilite l'expression du souffle de vie, permettant au consultant de se reconnecter à son microcosme et, à travers lui, au Tout. Ce cheminement est une danse subtile entre présence et effacement, où la santé trouve son chemin à travers l'harmonie retrouvée.

Le Souffle de Vie est une force vitale intelligente, un champ organisateur qui soutient et anime l'intégrité du corps vivant. Loin d'être une énergie mécanique, il s'agit d'une impulsion subtile, perçue comme la source et le guide de la santé globale Les tensions myofasciales, les densités ou les résistances se dissolvent, comme si une intelligence supérieure rétablissait l'équilibre. Le praticien perçoit un état neutre ou un moment de calme profond, où les tissus s'auto-réorganisent spontanément.

Dans cet état, le corps retrouve ses capacités innées d'autoguérison. Le Souffle de Vie permettant un réajustement naturel sans intervention extérieure. Les structures corporelles (crâne, colonne vertébrale, viscères, membranes) se réalignent selon une logique d'unité. Le consultant peut ressentir une cohérence globale, un sentiment d'être pleinement intégré, calme et connecté. Et aussi un apaisement neurovégétatif, une activation du système parasympathique, une réduction du rythme cardiaque et une relaxation profonde s'installent. La Présence est incarnée, une conscience accrue du corps se développe avec un ressenti sans tension, et une clarté paisible.

Enfin, il peut vivre une connexion au vivant, avec une reliance avec un champ plus vaste, une force universelle ou un principe naturel organisateur. Le praticien devient le témoin d'un processus naturel de guérison, où la vie reprend sa place dans la matière, sans manipulation ni intervention forcée.

Être un point d'appui pour la guérison

Pour accompagner, il est crucial de transcender le cadre cérébral et d'entrer dans un état non cognitif, où l'intelligence universelle et l'observation du processus thérapeutique s'expriment librement. Le rôle est d'être un point d'appui, un axis mundi. Le TSE ne donne ni n'utilise d'énergie. Il crée un espace stable permettant au consultant de retrouver son ordre intérieur, son équilibre, et sa place dans le Tout.

Être en état non cognitif signifie renoncer à décider ou contrôler le soin. Il se met au service de l'intelligence interne du corps, en se demandant quel est le besoin profond du consultant pour favoriser sa santé.

Comme le dit Saint Augustin : « Toute conception du monde a une tendance à se considérer comme la vérité dernière sur l'univers, alors qu'elle n'est qu'un nom que nous donnons aux choses. » (Sermon 81, 8, décembre 410).

Face au consultant allongé sur le dos, le TSE se positionne où le corps veut qu'il soit, avec ou sans contact physique. Il demande intérieurement la permission de travailler avec lui, l'assurant de son engagement total à faire de mon mieux. Puis, il se tais, n'impose ni questions ni directives et signale silencieusement sa présence. Cet état non cognitif me conduit naturellement vers la « porte d'entrée » du consultant, un point d'accès intuitif à son être.

La qualité de son ancrage et de son centrage aiguise la conscience de lui-même, éveillant ses perceptions à son paroxysme. Le lâcher-prise mental, soutenu par une attention extrême à son corps et à sa respiration, réalise une harmonie complète entre âme, corps et esprit. Cette présence totale dans l'instant présent rend l'expérience vivante et pleine. C'est en s'enracinant ici et maintenant qu'il perçoit la vie et accède à une intuition pure, guidée par l'intelligence universelle.

L'ancrage et l'état de réceptivité

Pour accompagner le consultant, il s'enracine dans un état d'ancrage profond. Il ressent en lui un changement de rythme intérieur, sa conscience se connecte à son intimité. Il est calme, posé, stable. Sa conscience descend vers son bas-ventre, se concentrant simultanément sur son ancrage, sa colonne vertébrale et ses sensations intérieures. Une sensation d'unité et de densité émerge, montant du bas vers le haut en harmonie avec son expiration. Ses yeux, légèrement clos, se posent sur un point fixe, légèrement vers le bas, à environ un mètre, pour préserver cet ancrage.

Lever les yeux ou regarder trop loin favorise l'ouverture au détriment de la stabilité. Le regard reste posé, mais fluide, prêt à se déplacer si son intuition le demande. C'est un regard particulier, semblable à celui qui, la nuit, observe les étoiles en regardant à côté pour mieux saisir l'ensemble.

Gérer son attention

La langue repose contre le palais, un calme et un bien-être intérieur s'installent progressivement. Les mains deviennent souples, fluides, prêtes à écouter. L'attention se répartit dans tout son corps, ajustée selon ses besoins – davantage dans son hara pour l'ancrage, dans son centrage pour l'équilibre et dans ses mains pour l'action.

Le premier objectif est de discipliner son mental pour qu'il ne soit pas perturbé par des pensées errantes. L'intellect n'est pas seulement un réceptacle des informations sensorielles ; il analyse les perceptions internes et externes. L'émotionnel relie le corps à l'esprit, tandis que l'esprit connecte l'âme au cerveau, transmettant ce que l'âme perçoit. Mais, cette communication est fragile : les pensées parasites ou les émotions instables peuvent l'interrompre. Le TSE cultive un état de pleine attention, observant tous les processus internes et externes de l'instant présent – sa respiration, son ancrage, son centrage. Son corps tout entier participe, évitant que l'intellect ne s'égare dans le labyrinthe des pensées ou des émotions.

Ce recentrage progressif mène au vide mental. Le TSE construit une bulle énergétique autour de lui, puis autour de son consultant. Le corps du thérapeute s'unifie, son attention se tourne vers les processus internes, et sa conscience s'affranchit de l'analyse cérébrale pour entrer dans un état contemplatif. Dans cet état, il pense avec son âme, en toute certitude. L'extérieur s'efface, et une perception de colonne intérieure émerge, accompagnée d'une présence forte. Le corps gagne en volume, en espace. Le TSE est pleinement lui-même : ancré, centré, et un véritable point d'appui pour son consultant, prêt à collaborer avec l'intelligence universelle.

L'État de Réceptivité

Le vide mental ouvre un espace dans lequel l'intelligence universelle peut s'unir à mon âme, s'appuyant sur son corps physique, soutenu par son hara. Cette union donne naissance à une intuition pure et totale. Le corps physique s'efface alors, et la conscience du TSE entre dans un état de réceptivité absolue, unie à son âme et au Tout. La solidité de son ancrage et de son centrage forme la colonne cosmique : l'axis mundi. Son âme guide alors son corps pour manifester la santé du consultant, dans une danse intuitive où le thérapeute deviens le pilier stable de cette émergence vitale.

La Connexion Intuitive et l'Écoute Périphérique

Le praticien ressent une connexion intérieure, indépendante de sa volonté, qui émerge plus ou moins rapidement. Dans cet état, il renonce à contrôler son corps et ses gestes, mais ses sens s'éveillent comme jamais, et sa présence devient puissante. Paradoxalement, il se trouve dans une zone liminale, entre veille et endormissement. Le lâcher-prise, loin d'être une passivité inerte, est un acte de dévotion : une confiance totale en l'intelligence universelle. Le TSE ne cherche ni à agir ni à diriger, mais à s'unir à la conscience du Tout, portant ses efforts vers cette communion.

C'est en acceptant ce lâcher-prise qu'il commence à fusionner avec le Tout. Cet état ouvre la porte à l'intuition et à une écoute profonde de l'autre. Le hara, centre d'équilibre, permet une synchronicité avec le consultant, une attention globale à son Être. Son écoute intuitive accueille sans chercher à saisir, sans intention de réussite ni volonté de contrôle.

Ce n'est plus le TSE qui agit, qui dirige son corps, qui écoute ou qui perçoit l'environnement. Pourtant, il se sent pleinement vivant, vibrant d'une présence unifiée. Son ancrage, ancré dans ses pieds et son bassin, est solide. Son centrage, ressenti dans sa colonne vertébrale, est clair. Il éprouve une sensation de présence simultanée ici et ailleurs, autant dans son corps qu'au-delà.

Le corps s'ouvre, les sens s'aiguisent, et le TSE s'immerge dans un espace-temps unique où les limites s'estompent. Le temps semble en même temps s'arrêter et s'accélérer. La vision se transforme : elle ne cherche plus, mais perçoit tout et rien à la fois, révélant une autre dimension dans son corps et celui du consultant. Tout son être participe à cette connexion – pas seulement ses mains, mais son essence entière. Les mains du TSE sont dans un point d'équilibre et de neutralité permettant aux forces vitales inhérentes de restaurer la santé et la cohérence.7

L'état de neutre est un point d'équilibre fondamental en TSE, considéré comme une condition préalable à tout traitement. Il s'agit d'un espace de stillness (immobilité fine ou vibration subtile). Ce n'est pas une neutralité passive ou une absence d'action, mais une présence active et bienveillante où le praticien synchronise son propre rythme avec celui du consultant.

La tonalité désigne la qualité spécifique, sensorielle et personnelle de cet état de neutre. Elle n›est pas un concept abstrait, mais une perception tactile et perceptive que le TSE ressent dans les tissus, fluides et potentiels énergétiques du patient. Le neutre est une tonalité propre à chacun : un point où l›individu est libre de répondre et d›être changé par les forces du souffle de vie.

Chaque personne a sa propre tonalité neutre, comme une «signature» vibratoire unique, reflétant son équilibre vital profond. Ressentie comme une homogénéité de ton (normotonie neurovégétative), une fluidité sans friction, ou une vibration fine au cœur des rythmes subtils. Elle n'est pas figée ; elle évolue avec les niveaux de guérison, du neutre superficiel (équilibre local) à un neutre profond (transmutation globale de la santé). En pratique, le TSE cherche à percevoir cette tonalité via un toucher léger et perceptuel, en adoptant lui-même une posture neutre. Cela permet au patient de se sentir «rencontré» plutôt qu'analysé, favorisant une relation dialogique avec le vivant.

Maintenir la tonalité neutre accélère l'émergence de la santé, apaise le système nerveux et libère les blocages sans force. C'est particulièrement doux pour les patients sensibles (bébés, personnes âgées, traumas profonds). Une intervention prématurée (avant d'atteindre la tonalité) peut rigidifier le processus, interrompant les forces de vie.

La tonalité n'est pas à «comprendre» mais à «rencontrer», pour une guérison profonde et respectueuse du rythme du vivant.

L'écoute périphérique

L'écoute intuitive du praticien est autant interne, périphérique qu'involontaire. Elle se tourne vers les processus internes du corps – la respiration, les battements du cœur, les sensations subtiles. Périphérique, elle est non sélective, flottante, panoramique, sans recherche d'un objectif précis. Cette écoute s'installe dans une attente détendue, avec une réceptivité accrue de tous les sens : vue, ouïe, odorat, toucher. Des perceptions inhabituelles émergent, images, sons, impressions, qu'on accueille sans s'y attarder, pour ne pas bloquer le flux des suivantes.

Cette intuition s'accompagne d'une certitude profonde, d'une conviction claire et d'une cohérence dans mes actions. Je sais, simplement.

« Tranquillité ne veut pas dire esprit apaisé, car un esprit apaisé est quelque chose, et la tranquillité n›est pas synonyme de quelque chose. L›esprit peut connaître un apaisement temporaire, mais ce n›est pas la tranquillité. Dès que nous sommes éveillés à la tranquillité qui est au-delà de l›esprit, ce dernier cesse d'être agité. »

(Jean Klein, La Conscience et le Monde, XV)

Cette descente en soi-même permettra le vide mental et la connexion au Tout. Puis, progressivement, l'attention se précise et elle devient capable de se diviser tout en étant à cent pour cent à chaque endroit. Chacune de ses expériences permet la rencontre avec soi-même. Au fur et à mesure de la construction de son microcosme, il est à l'épreuve du macrocosme dans lequel chacun vis. Cette confrontation renvoie encore à son être qui tente de trouver sa place dans le monde.

Conditions nécessaires à la réussite du traitement

Cet état d'être n'arrive pas du jour au lendemain. Il exige de la part du thérapeute un exercice quotidien sur lui-même, sur son mental, sur ses expériences vécues, sur son corps, son alimentation, ses postures et son ego. Le philosophe allemand Karlfried Dürckheim a exposé les conditions indispensables à la réussite d'une telle entreprise :

- La recherche d'un besoin intérieur qui doit être satisfait. C'est le chemin intérieur que je recherche, pas la sensation.
- Ne pas rechercher une quelconque réussite matérielle ou spirituelle, mais seulement un gain intérieur. Si je pense à l'enjeu, et non au jeu, je ne réussirai pas.

• Posséder une grande volonté, car les obstacles et les échecs seront nombreux avant d'arriver à être un bon point d'appui.

• S'engager totalement dans la voix, avec tout son être, quotidiennement.

• Garder le silence, car c'est un cheminement d'expérience et de vécu.

• Rejeter tout ce qui peut nuire à la croissance de notre vie intérieure.

Les conditions nécessaires à la réussite du traitement sont donc :

• Etre ici et ailleurs.

• Présent et absent.

• Ouvert à la temporalité.

• Proche et distant.

• Distrait et attentif.

• Neutre et intéressé.

• Eveillé et endormi.

• Calme et dynamique.

• Rythme et synchronicité.

Ce qui suppose du thérapeute de :

• Être en soi et être dans l'instant présent et avoir une ouverture au monde.

• Être une conscience étendue et être un observateur observé.

• Être un corps qui est son lieu de connaissance et avoir une non-pensée, qui est un lieu d'ignorance.

Etre Dasein. L'étant est tout ce qui existe là, devant nous : homme, objet, plante, animal, idée. Mais l'homme est doté d'un statut particulier, il se distingue de tous les étants en accédant à l'Être par la métaphysique. L'homme devient alors un Dasein (être-là)

« Le Dasein est de telle manière qu›étant, il entend quelque chose de tel que l›être. »

(Martin Heidegger)

L'intention thérapeutique

La bonne intention thérapeutique est de ne pas en avoir dans le sens conceptuel, de suivre juste l'intentionnalité thérapeutique de la nature essentielle du consultant, au-delà de la limitation de sa conscience…

Garder l'équilibre

Demeurer en équilibre en soi et avec le monde n'est pas une chose aisée et une réalité constante. Tout essaie de nous perturber : le travail, les impôts, les amis, la famille, la conduite automobile… Le TSE essai donc de se soustraire aux influences extérieures en se protégeant par son ancrage dans le hara. C'est difficile, le doute est omniprésent. En effet, l'être intérieur se développe, mais c'est un inconnu qui grandit en soi et qui ignore où il nous mène. Comment puis-je agir conformément en moi-même dans le monde dans lequel je vis ? Le TSE peut seulement observer et respecter son attitude. L'ennéagramme est très intéressant pour cela.

Le TSE développe une sorte d'éthique, qui n'est pas professionnelle, philosophique ou religieuse. C'est plutôt une éthique du devoir. Il se doit de tout mettre en œuvre pour la réalisation de son authenticité qui permet de construire son arbre de vie, et donc l'axe du monde thérapeutique. Le but est d'acquérir une attitude, une expérience qui confronte son être dans la connaissance de soi-même. Avec le temps, il sent que son corps évolue. Les appuis changent, ils se répartissent sur tout le pied avec, quand même, une prédominance sur le talon. Les jambes s'unissent avec le sol. C'est solide, costaud, volumineux, et en même temps, c'est fluide et léger. Le rachis qui devient un axe, une colonne, qui prend de plus en plus de volume, remplit tout le tronc et se prolonge dans les bras. Le ventre est compact et souple. Le tronc est de plus en plus souple et résistant au fur et à mesure que l'on s'approche des épaules. La tête est légère, mais tonique.

Le TSE passe de la connaissance de soi à la connaissance du soi, même si ces deux connaissances évoluent ensemble. Pourtant, la lutte n'est jamais finie : au coin d'une pièce, au détour d'une journée, d'une expérience, ce fichu ego surgit parfois sans crier gare… Chemin interminable, parfois désespérant. La perception d'un axe solide et concret est une réalité qui ne peut pas s'expliquer, sinon s'expérimenter. C'est lorsque le praticien construit son axe qu'il réalise de quelle façon les stimulations externes le polluent et empêchent son véritable « je » de s'exprimer.

La bonne réponse à une situation n'est plus une décision dictée par l'affect, ou le mental, mais par l'intuition la plus profonde qui lui dicte son équilibre par rapport à l'harmonie du Tout, suppléant sa raison.

Répéter le geste pour l'assimiler dans le corps

Le TSE essaie de travailler tous les jours son attention par la répétition d'exercices pour que l'acte intègre son corps et sa vie dans l'instant présent. Il constate que ces exercices simples mais quotidiens permettent la perte d'une partie de lui-même pour rentrer dans les profondeurs de son être et développe une attention, puis l'harmonie de ses corps énergétiques avec le monde extérieur. Il ne réfléchit plus, il fait. C'est la répétition du geste qui fait naître l'expérience de la vie en lui.

Le microcosme se réalise, le praticien agit pour être là, présent, tout simplement. Son but, au jour le jour, n'est que de participer à l'ordre du Tout. La bienveillance apparaît alors. Ce n'est pas une bienveillance mielleuse, portée par une raison ou un sentiment. C'est différent, c'est une bienveillance envers le Tout, envers cette intelligence universelle qui s'exprime chez un individu. Comme un adulte qui regarde un enfant et qui voit en lui le potentiel qui peut s'exploiter.

Les perceptions changent, le TSE sent et voit dans toute manifestation du visible l'expression de l'invisible. L'essence des événements, les chemins du hasard et de la destinée lui semblent d'une même continuité. Il essai de vivre avec le monde, la nature et le Tout. Lorsqu'il est vraiment bien et en phase, il sent ce souffle de vie en lui-même.

Dans la pratique, plus la présence est prégnante, plus la réalisation de l'acte est belle et fluide. Le silence intérieur s'agrandit, la paix, la sérénité, jusqu'au bonheur de la justesse de l'acte et de la présence. L'ordre en soi, dans la pièce, puis dans le consultant s'installe. Le TSE cherche à localiser son attention aussi loin que possible de ses cinq sens. Il s'éloigne de la sensation d'un toucher physique, pour atteindre une aperception au sein de laquelle existe le toucher connaissant. Ce n'est pas de l'information perçue par les sens physiques grâce à la palpation. Mais d'une connaissance pour laquelle l'utilisation du toucher n'est qu'un point de contact qui me permet d'atteindre une expérience sensorielle et un éveil conscient ne se réalisant que dans un état d'immobilité réceptif, afférent et humble.

Ce chemin est un long chemin, qui n'est jamais fini, qui n'est jamais le même, qui est parfois un éternel recommencement, qui n'a qu'un seul objectif au fond : la liberté de servir l'expression du Tout en soi et ses consultants.

C'est un travail quotidien, le sens de ces efforts apparaît lorsque le TSE agit. Il devient libre, car en équilibre entre le ciel et la terre, le matériel et le spirituel n'étant que les deux faces d'une même pièce. Dans chaque élément de l'univers, dans la musique, la biologie, l'histoire, la sociologie, il retrouve le sens du Tout.

Le devoir thérapeutique n'est pas de faire du bien, de soulager et encore moins de chercher à guérir. Le devoir de thérapeute somato émotionnel est donc juste de répondre au besoin de la nature de s'ordonner autour de l'axis mundi qu'il est, permettant ensuite le développement de son intuition au service du Tout. Comme son savoir-faire n'est que la conséquence de son savoir-être, le TSE ne peux pas définir une technique à sa pratique, car le praticien évolue tous les jours. Il ne peut définir qu'une voie, un chemin. Et, sa pratique de demain sera sûrement très différente de celle d'aujourd'hui. Le but est seulement de vivre et d'expérimenter sa propre voie autour de son axis mundi.

La recherche de son être essentiel exige une acceptation de son évolution qui est permanente. C'est-à-dire que le TSE doit pouvoir se regarder de façon phénoménologique et censée, lâcher ses certitudes, ouvrir son esprit et passer à une compréhension intuitive. Le changement débute ainsi. Cela implique donc d'avoir, au préalable, posé son émotionnel. Car à chaque évolution vers son être essentiel, une vague émotionnelle apparaissait, conséquence de son vécu d'enfant, transgénérationnel, parental. C'est un processus long et très difficile que d'essayer d'arriver à cette union. Avoir un référentiel « terrestre » est une nécessité, sans quoi on se perd dans les méandres du désir et de l'ego. Apprendre à se connaître a été le début du chemin. Non enfermé dans ses peurs, ses craintes, ses préjugés, ses capacités intellectuelles, tout en restant à sa place de point d'appui. C'est parce que le TSE se libère de ses entraves, de l'esclavage, de ses automatismes, de son ego, de ses idéaux qu'il peut enfin être un homme reconnu et membre du Tout. Le chemin est le même au féminin.

Puis, avec l'exercice, apparaît une nouvelle conscience corporelle, intégrale, juste, complète, avec un mode de fonctionnement inhabituel mais plaisant. De nouvelles sensations corporelles et perceptuelles naissent. Le corps se redresse, mes appuis changent, tout le corps vibre et vit. Un calme sans effort et une distance par rapport aux événements apparaissent. Une sensation d'unité et de force s'exprime en même temps qu'un relâchement global des tensions psychiques et musculaires autour du hara, puis dans tout son être. Ce sentiment n'apparaît pas du jour au lendemain : c'est une expérimentation quotidienne. Cela exige une attention à son être intérieur constante. Il apparaît alors une nouvelle difficulté : la constance de ses perceptions. Comment concilier constance et évolution ?

Comment puis-je relier sa connaissance de soi, du soi, avec sa perception corporelle au gré de ses expériences ? Grâce à la phénoménologie : la seule chose à laquelle le TSE pouvait se fier était la reconnaissance et l'implication de son être essentiel dans l'instant présent. C'est-à-dire que le praticien reconnait l'évolution perpétuelle de son être à cet instant précis, la mobilité du corps dans l'immobilité du temps présent. Le point d'appui véritable apparaissait alors.

Mais émerge un conflit permanent entre la raison et l'insaisissable, entre l'ouverture et les repères. À chaque porte qui s'ouvrait, un nouveau monde inconnu apparaissait. C'est l'augmentation de la présence de son être essentiel qui permet d'appréhender une réalité plus subtile de l'Être et du monde. Car plus le TSE est réellement lui, plus il appartient à l'organigramme du Tout et ainsi en communication avec le Tout. Cela ne peut pas se décrire, mais uniquement se vivre. Le passage d'un état « étant là » à celui de la présence de l'Être constitue un tournant majeur dans la pratique thérapeutique.

Le TSE n'était plus celui qui cherchait, il commence à être celui qui sait. Le lien entre son corps physique et l'être essentiel se réalise, ce qui permet de savoir la réalité et la vérité d'une expérience saisie. L'évidence s'impose lors du traitement.

Il n'y a plus d'interrogations sur le geste de sa pratique et de sa perception subtile. C'est une conscience nette, claire, connue. Le geste qui ne fait plus qu'un avec soi-même et le consultant devenait simple, sans souci du résultat, naturel et connaissant. La séparation entre les espaces des deux corps disparait, une convergence des respirations s'installe, le temps s'arrête et la vie apparait. Il n'y a plus ni perception de soi séparé du Tout ni dualité, mais une entité commune avec le Tout, puis l'autre.

Le soin avec tout son être apparaît, c›est-à-dire son âme, son corps et son esprit. Le praticien est ici pour respecter le cheminement et l'être essentiel du consultant.

Accueillir le Tout, rechercher la constance

La recherche du Tout limite l'efficacité du traitement. Car l'objectif est de ramener le consultant à son unité, donc à sa place dans l'univers. C'est par la reconnaissance de la position de chacun que le Tout acceptera de l'incorporer dans son organigramme. Le TSE doit donc travailler son unité, son ancrage, puis son centrage pour ensuite faire de même avec son consultant. Ensuite, et seulement ensuite, l'ouverture au Tout sera le prolongement naturel. Par la cohérence avec soi-même, le praticien gagne et prouve sa place dans la nature ; je deviens donc cohérent avec ses lois. Cela implique nécessairement une vie ici et maintenant sans répétition possible puisque la nature évolue sans cesse. Rester cohérent et stable devient difficile. Cela implique de se construire un cadre de vie et un émotionnel adéquats. D'où la nécessité de vouer sa vie à cette recherche, sans quoi c'est impossible.

Avec l'ancrage, la tranquillité et la pleine conscience de son moi, qui est chaque jour plus fort et profond, le TSE peut augmenter son ouverture de conscience et ses fréquences de perceptions. C'est-à-dire qu'il devient capable de percevoir plus de choses que ce qui lui était proposé au début de la séance. La difficulté est de bien faire la part des choses entre une réelle ouverture de la conscience tout en restant à ma place et être embarqué par le vent du tao, pour finalement, ne rien construire. Puis le TSE peut avoir une observation phénoménologique du processus du consultant.

C'est-à-dire qu'il fait bien le distinguo entre comment il perçoit et ce qu'il perçoit.

Ouvrir son champ perceptuel à la vie plutôt qu'à la théorie

En fait, le chemin est d'ouvrir mon champ perceptuel à la vie. C'est-à-dire ne plus poser la vie devant soi en essayant de tout identifier et d'expliquer l'impermanence de la vie. Mais de vivre la vie qui ne peut être définie, seulement vécue. C'est le travail d'intériorité qui, progressivement, conduit à cette ouverture. Au début, il y a énormément de difficultés. C'était tellement facile de dire : « Mais c'est logique ! » Oui, mais si ma compréhension du monde est logique, le monde, lui, ne l'est pas. Mais en classant le Tout dans des compartiments, on se limite dans l'expression de son être essentiel, ne cherchant qu'à se rassurer dans ce chemin vers l'inconnu. Il y a autant de chemins que d'individus. Au sein même d'une vie, il y a différents cheminements qui s'entrecroisent.

Soigner est un acte difficile qui demande une grande responsabilité, un grand respect envers soi-même, les autres et la nature. C'est une pratique de conscience de soi et d'auto-transformation par laquelle nous devenons un, avec et pour le Tout. Ce processus alchimique consiste à retrouver son unité réelle et à réaliser sa nature originelle intrinsèque. Chaque pas doit être enraciné dans le sol. La pratique quotidienne accentue l'ancrage et développe son propre sens de vérité intérieure. Cela nécessite un processus de responsabilisation de ses actes et de leurs conséquences, sans être prisonnier de son histoire et de sa culture, sans être effrayé de voir ce que nous sommes réellement.

Une fois ce processus de responsabilisation de notre vie et de notre santé acquis, une connexion avec le Tout apparaît. Je commence à trouver ma place dans son organigramme. La recherche de cet ancrage améliore la relation avec le corps, qui est le contenant des trois composantes : âme, corps, esprit. Dans le cas inverse, un corps non stable vole au gré du vent. Il souffre d'insécurité et fuit la vie en expérimentant une séparation croissante de ses trois composantes. Il recherche la spiritualité vers le haut, ce qui ne fait qu'aggraver le déséquilibre. Il est en effet beaucoup plus facile de se laisser porter par le vent et ses émotions que d'assumer sa place. C'est un phénomène naturel que de vouloir savoir toujours plus, d'être attiré par l'avidité des connaissances, submergé par son égocentrisme intellectuel. L'intellect, aussi puissant soit-il, impose à l'homme ses propres limites, liées à ses qualités naturelles et à ses connaissances actuelles. L'observation du phénomène, quel qu'il soit, est sans limite.

L'homme est dans la nature, l'homme est de la nature, et la nature de l'homme ne sont qu'un. Retrouver sa place dans le fonctionnement de ce biotope lui permet de fonctionner au mieux et de s'éveiller. Travailler ses trois centres du corps, de l'âme et de l'esprit, aussi bien pour soi-même que pour le consultant, amènera à la reliance avec le Tout.

L'intelligence universelle, l'homme et l'univers ne sont qu'un. Qu'y a-t-il de plus simple et de plus entier que le nombre un ? Tendre vers la simplicité, vers la pureté originelle, débarrassé de toutes les complications intellectuelles pour que le corps puis l'Être soient capables d'entrer dans une réelle communication.

Et alors, enfin, savoir…

Vérification finale

- La dysfonction est corrigée et la structure est pleinement intégrée.
- Vérifier que les flux énergétiques sont fluides et ininterrompus.
- S'assurer que les champs énergétiques du sont harmonieux et vibrants.
- Confirmer que la représentation anatomique globale est alignée et intégrée à tout le corps du consultant, de la terre au ciel.
- Palper ou visualiser la structure physique pour vérifier sa mobilité et son alignement.
- Tester (physiquement ou énergétiquement) les reliances.
- Enfin, percevoir une vitalité générale.
- L'expression de la santé et le volume de l'espace
- La reliance à l'univers.
- La lumière.

Le système cesse de demander. Il n'y a plus de direction, plus de traction. Le mouvement peut ralentir, parfois même s'arrêter. Une immobilité apparaît. Elle n'est pas vide, mais pleine, stable, vivante. Le praticien reconnaît cet instant sans le chercher. Il n'a plus envie d'agir. Toute intervention semblerait déplacée. Il reste simplement présent, en contact avec cette globalité silencieuse. Les tissus sont souples, unifiés. La respiration interne est libre, ample, diffusée dans tout le corps. Le système semble avoir retrouvé sa capacité à s'équilibrer par lui-même.

Le TSE ne décide pas que le traitement est terminé. Il constate qu'il n'y a plus rien à faire. Il attend encore quelques instants, pour laisser cet état s'intégrer. Puis, naturellement, il retire ses mains. Ce moment marque la fin du traitement, non pas parce qu'un objectif a été atteint, mais parce que le corps n'exprime plus de besoin de présence et d'intervention.

La guérison spirituelle

Réunir le patient dans tous ses plans signifie aider la personne à retrouver son unité intérieure. Le thérapeute cherche à harmoniser le corps, les émotions, le mental et la présence du consultant. Il devient plus stable, plus cohérent et plus incarné. L'objectif est que la personne se sente entière et réunifiée en elle-même. La guérison est alors vue comme un retour à l'ordre intérieur car il existe une santé profonde déjà présente dans le consultant.

Réunir le patient avec le divin est différent.

Le centre du travail n'est plus seulement la personne. Le centre devient une réalité transcendante comme Dieu, le Tao ou l'Ein Sof. Le thérapeute considère alors que la guérison profonde vient d'une source plus grande que lui. Le consultant ne cherche pas seulement à être unifié intérieurement. Il cherche aussi à être relié au sacré. Le thérapeute peut alors prier intérieurement ou poser une intention spirituelle. Il peut se vivre comme un accompagnant ou comme un témoin d'une action spirituelle.

Dans la première approche, le patient revient vers lui-même. Dans la seconde approche, le patient s'ouvre à quelque chose de plus grand que lui.

La première approche travaille surtout l'intégration et l'incarnation. La seconde approche travaille surtout la transcendance et la relation au divin.

Certaines traditions considèrent que les deux sont liées. Elles disent qu'une personne plus unifiée peut devenir plus disponible au spirituel. Cette idée existe dans certaines formes de kabbale, de soufisme et de mystique chrétienne. Je pense que ce sont deux étapes logiques et complémentaires.

La guérison spirituelle désigne le processus par lequel une personne retrouve la paix intérieure, la force et l'harmonie face aux blessures de l'âme, aux souffrances émotionnelles ou aux déséquilibres intérieurs. Contrairement à une guérison physique purement médicale, elle touche le cœur, l'esprit et la relation à la transcendance. Dans de nombreuses traditions spirituelles et religieuses, particulièrement, la prière occupe une place centrale comme outil de connexion divine, de réconfort et de transformation. Elle n'est pas une formule magique, mais un acte d'humilité qui invite la présence de Dieu. Je remercie encore le prêtre et ostéopathe Norbert Peyssonneaux de l'académie Breath of Life, pour cette ouverture au divin.

L'axis mundi posé par le thérapeute est l'axe organisateur du chaos. La reconstruction se fait ensuite par l'émergence du souffle de vie. Le thérapeute qui prie peut transformer la séance en un espace sacré de guérison, favorisant une connexion profonde et un apaisement intérieur, mais seulement si pratiqué avec humilité et respect.

La prière est avant tout un mouvement intérieur de reliance. Le TSE relie le moi limité à une Présence plus vaste. Il oriente l'attention non vers la maladie, mais vers la Vie qui guérit. Elle est donc moins une demande qu'un acte de présence consciente et d'ouverture.

« La prière ne change pas Dieu,
elle change celui qui prie. »

(Jean Klein, La Conscience et le Monde, XV)

C'est une prière silencieuse, être simplement présent à la présence. Dans cette quiétude, le cœur et le corps peuvent se réaccorder au rythme du Souffle de Vie. C'est celle que l'on retrouve dans la prière du cœur de Jésus, la hitbodedut juive, ou le dhikr soufi. Il ne s'agit pas de forcer la guérison, mais d'inviter la Vie à s'exprimer. La prière agit comme un champ de résonance : elle crée les conditions pour que le Souffle de Vie se manifeste. Elle demande foi, patience et abandon, non pas comme résignation, mais comme confiance absolu dans les forces de vie. Les différentes prières selon la croyance du TSE et du consultant sont multiples, car c'est Dieu qui guérit par sa présence.

La conscience spirituelle, c'est le relâchement de la volonté pour que le résultat existe, en s'en remettant à une force supérieure. Dans le calme, la stabilité et la foi, la présence divine se révèle à nous et à la conscience du consultant.

Le christianisme

« Seigneur Jésus Christ, fils de dieu, ai pitié de moi,
pécheur »

Cette phrase issue du cœur du Christ est connue sous le nom de Prière de Jésus ou Prière du cœur, une invocation centrale dans la tradition chrétienne.

- «Seigneur Jésus-Christ, Fils de Dieu» : Reconnaissance de la divinité et de la centralité du Christ.
- «Ai pitié de moi, pécheur» Expression d'humilité, de repentance et de confiance en la miséricorde divine.

La répétition aide à calmer l'esprit, à se centrer sur Dieu et à reconnaître sa dépendance envers Lui.

Le judaisme

«Chema Israël, Adonaï Élohéinou, Adonaï Éhad »
(Ecoute Israel, l'Eternel notre dieu, l'Eternel est Un)

דחא הוהי וניהלא הוהי לארשי עמש

La phrase « Shema Israël, Adonaï Eloheinu, Adonaï Ehad » est l'une des plus sacrées du judaïsme. Elle est à la fois profession de foi, prière et méditation métaphysique.

Shema (עמש) — « Écoute »

Ce mot ne signifie pas seulement « entends » au sens physique. En hébreu biblique, « Shema » implique d'écouter avec attention et avec le cœur. De comprendre, et de répondre ou obéir à ce qui est entendu. C'est donc une invitation à la conscience et à l'attention intérieure. C'est une ouverture à une écoute profonde, une écoute de Dieu, du monde et de soi.

Israël (לארשי) — « Israël »

Le mot Israël désigne ici le peuple, mais aussi chaque être humain relié à Dieu. : « Toi qui cherches, qui te tiens en relation avec le divin, écoute profondément. »

Adonaï Eloheinu (וניהלא הוהי) — « L'Éternel est notre Dieu »

- Adonaï (traduit par « l'Éternel ») est un nom de respect employé pour ne pas prononcer le Nom ineffable de Dieu (le Tétragramme YHWH). Il évoque la Présence, l'Être, Celui qui est, était et sera.

- Eloheinu signifie « notre Dieu », de Elohim (Dieu, Puissance, Source de toutes les forces de la nature). Dieu n'est pas une idée abstraite mais une présence vivante liée à nous.

Adonaï Ehad (דחא הוהי) — « L'Éternel est Un »

Mais le mot Ehad (Un) va plus loin que le simple chiffre 1. Il désigne l'unité dans la multiplicité :

- Tout ce qui existe émane de cette même source,

- Le monde, la diversité, les êtres, les forces opposées ne sont pas séparés,

- Ils participent tous d'une unité fondamentale.

Le praticien ne commence pas par agir sur le patient. Il commence par travailler sur lui-même.Il s'intériorise et cherche un état de silence. Il met de côté son identité, ses intentions personnelles, son désir de réussir. Ce processus est appelé *bitoul*, l'effacement de l'ego.

Dans cet état, il ne se perçoit plus comme quelqu'un qui soigne, mais comme un espace disponible. Il oriente ensuite son intention vers l'unité. Dans la Kabbale lourianique, cela correspond au mouvement de *tikkoun*, c'est-à-dire la restauration de l'harmonie là où il y a fragmentation.

Le praticien ne cherche pas à corriger directement un symptôme. Il se relie à une dimension plus globale du vivant, que la Kabbale nomme *Ein Sof* (l'infini), sans forme ni limite. Cette relation n'est pas conceptuelle. Elle est vécue comme une ouverture, une absence de séparation.

Ensuite, il entre en relation avec le patient. Non pas en tant qu'individu séparé, mais comme une partie du même tout. Dans cette qualité de présence, le TSE n'impose rien, ne dirige pas et ne force aucun changement. Il maintient une intention simple : que ce qui est fragmenté retrouve son unité.

Dans la pensée de Isaac Luria, la souffrance est liée à une forme de séparation ou de désorganisation des "étincelles" (*nitzotzot*). Le rôle du praticien est de permettre leur réintégration, non par action directe, mais par justesse de présence.

On parle alors du *LeShem Yi'houd* (לשם יחוד). C'est une formule d'intention, récitée avant une mitsva ou une prière.

לשם יחוד קודשא בריך הוא ושכינתיה

בדחילו ורחימו

ליחדא שם י״ה בו״ה ביחודא שלים

בשם כל ישראל

"Pour l'unification du Saint Béni soit-Il et de Sa Présence (Shekhina),
dans la crainte et l'amour,
afin d'unifier le Nom Yod-Hé avec Vav-Hé dans une unité complète,
au nom de tout Israël."

L'Islam

« La ilaha illallah »

هُلَّلٱ الَّإِ هَلٰإِ الَ

(Il n'y a de divinité que Dieu)

Les maîtres soufis (comme Ibn 'Arabî, Rûmî, al-Hallâj) disent que : « Lā ilāha illā Allāh » n'est pas seulement une profession de foi, mais une expérience existentielle.

• *Lā ilāha*

C'est la négation de toute dualité, de toute séparation. Le prieur dépouille le cœur de tout ce qui n'est pas Dieu (ego, désirs, images mentales, peurs...).

• *Illā Allāh*

C'est la révélation de la Présence unique. Tout ce qui reste, c'est l'Être pur, la Réalité absolue, l'Un.

Pour les soufis, ce n'est pas seulement reconnaître que Dieu est Un. C'est vivre cette unité à chaque instant, dans la conscience et dans le cœur.

Toutes ces phrases peuvent se prononcer en début de traitement pour affirmer votre présence. Elles peuvent aussi se prononcer en fin de fin pour affirmer l'unité du consulant avec le tout.

L'ENNÉAGRAMME

Le mot « Ennéagramme » vient du grec ennea gramma, figure à 9 points. L'Ennéagramme fait référence à un système d'étude de la personnalité composé d'un diagramme et de neuf structures de caractère. La grille de lecture de la personnalité remonte au courant de Palo Alto, Californie, au début des années 1970. L'Ennéagramme nous donne des repères pour mieux nous connaître et comprendre les autres.

Plus précisément, il propose neuf archétypes pour clarifier : « Qui suis-je ? » « Qui est l'autre ? » « Comment mieux nous rencontrer ? »

L'Ennéagramme est un outil puissant dans la relation d'aide, car il permet de mieux comprendre les motivations profondes, les comportements et les besoins des individus, facilitant ainsi un accompagnement plus personnalisé et efficace. Chaque profil est caractérisé par une motivation de base, des peurs fondamentales et des schémas comportementaux

Compréhension de soi et de l'autre

Pour le TSE : À identifier son propre type pour reconnaître ses biais, ses forces et ses limites.

Pour l'accompagné : À mieux comprendre ses réactions, ses blocages ou ses besoins.

Comment l'Ennéagramme aide le TSE à libérer ses propres blocages

Chaque ennéatype a des forces mais aussi des blocages qui peuvent interférer dans l'accompagnement du thérapeute.

Type 1 (Le Réformateur) :

Blocage : Tendance au perfectionnisme et à la critique (de soi ou du consultant). Le thérapeute peut se frustrer si le consultant ne « progresse pas assez vite » ou ne suit pas ses conseils.

- Travail avec l'Ennéagramme : Apprendre à accepter l'imperfection en intégrant les qualités du type 7 (spontanéité, légèreté). Par exemple, pratiquer la pleine conscience pour lâcher prise sur le besoin de contrôle.

Type 2 (L'Altruiste) :

Blocage : Besoin excessif d'être apprécié ou utile, pouvant mener à un épuisement émotionnel ou à une dépendance affective avec le consultant.

- Travail avec l'Ennéagramme : Développer l'autonomie émotionnelle en intégrant le type 4 (authenticité, connexion à soi). Le thérapeute peut apprendre à poser des limites claires.

Type 3 (Le Battant) :

Blocage : Focalisation sur les résultats ou l'image de « bon thérapeute », pouvant négliger les besoins émotionnels profonds du consultant.

· Travail avec l'Ennéagramme : Intégrer le type 6 (authenticité, connexion aux autres) pour se reconnecter à la vulnérabilité et à l'écoute sincère.

Type 4 : (Le mélodrame) :

Blocage : Tendance à trop s'identifier aux émotions du consultant, ce qui peut brouiller les frontières professionnelles ou amplifier les propres émotions du thérapeute.

- Travail avec l'Ennéagramme : Intégrer le type 1 (structure, objectivité) pour maintenir une distance professionnelle saine.

Type 5 (L'Observateur) :

Blocage : Tendance à intellectualiser ou à rester détaché émotionnellement, ce qui peut sembler froid ou distant pour le consultant.

- Travail avec l'Ennéagramme : Intégrer le type 8 (engagement, présence) pour développer une connexion émotionnelle plus forte.

Type 6 (Le Loyal) :

Blocage : Insécurité ou doute sur ses compétences, pouvant mener à une sur-préparation ou à une dépendance aux protocoles.

- Travail avec l'Ennéagramme : Intégrer le type 9 (calme, confiance) pour renforcer la sérénité intérieure et la foi en ses capacités.

Type 7 (L'Épicurien) :

Blocage : Évitement des émotions difficiles (les siennes ou celles du consultant), pouvant mener à une superficialité dans l'accompagnement.

- Travail avec l'Ennéagramme : Intégrer le type 5 (introspection, profondeur) pour apprendre à rester avec l'inconfort.

Type 8 (Le Protecteur) :

Blocage : Tendance à dominer ou à imposer ses solutions, ce qui peut intimider le consultant ou limiter son autonomie.

- Travail avec l'Ennéagramme : Intégrer le type 2 (douceur, bienveillance) pour développer une écoute plus collaborative.

Type 9 (Le Médiateur) :

Blocage : Tendance à éviter les conflits ou à se fondre dans les besoins du consultant, au détriment de ses propres limites ou de la direction thérapeutique.

- Travail avec l'Ennéagramme : Intégrer le type 3 (assertivité, clarté) pour poser des limites et guider fermement.

Utilisation pratique de l'Ennéagramme pour le thérapeute

Le thérapeute peut utiliser l'Ennéagramme pour identifier ses réactions automatiques pendant les séances. En comprenant ses propres motivations et peurs, il peut éviter les projections ou les transferts contre-transfert. Travailler sur ses blocages réduit l'épuisement professionnel (burnout) en renforçant l'équilibre émotionnel. Il acquiert une meilleure connaissance de lui-même qui lui permet d'être plus présent, authentique et adapté aux besoins du consultant. Cela rend aussi le TSE plus confiant et centré, ce qui renforce la relation thérapeutique. Cependant, Le thérapeute doit avoir une compréhension approfondie de l'Ennéagramme pour éviter les autodiagnostics erronés.

Utilisation de l'ennéagramme pour aider son consultant

L'Ennéagramme distingue neuf types de personnalité, chacune avec des motivations de base, des peurs fondamentales et des schémas émotionnels spécifiques.

Type 1 (Réformateur) :

- Perfectionniste, motivé par le besoin de faire ce qui est juste.
- Émotions fréquentes : frustration, colère refoulée face à l'imperfection.

Type 2 (Aidant) :

- Généreux, cherche à être aimé.
- Émotions : besoin d'approbation, honte si rejeté.

Type 3 (Battant) :

- Ambitieux, axé sur la réussite.
- Émotions : peur de l'échec, stress lié à la performance.

Type 4 (Mélodrama) :

- Sensible, recherche d'authenticité.
- Émotions : mélancolie, sentiment d'être incompris.

Type 5 (Observateur) :

- Analytique, besoin de savoir.
- Émotions : détachement, anxiété face à l'intrusion.

Type 6 (Loyal) :

- Responsable, cherche la sécurité.
- Émotions : anxiété, doute, peur de l'abandon.

Type 7 (Enthousiaste) :

- Optimiste, évite la douleur.
- Émotions : impatience, difficulté à affronter les émotions négatives.

Type 8 (Leader) :

- Assertif, besoin de contrôle.
- Émotions : colère, vulnérabilité refoulée.

Type 9 (Médiateur) :

- Pacifique, évite les conflits.
- Émotions : apathie, difficulté à exprimer ses besoins.

En identifiant le type dominant d'un consultant (souvent via un questionnaire ou une discussion approfondie), vous pouvez mieux comprendre ses schémas émotionnels et ses blocages. Posez des questions ouvertes sur leurs motivations, peurs, et réactions face au stress. Par exemple, demandez : « Qu'est-ce qui vous frustre le plus ? » ou « Que faites-vous quand vous vous sentez dépassé ? »

Chaque type a une « passion » ou émotion dominante qui peut bloquer la résolution émotionnelle.

Adapter les stratégies d'accompagnement

Type 1 : Aidez-les à accepter l'imperfection

Type 2 : Encouragez l'autonomie émotionnelle en les aidant à identifier leurs propres besoins, pas seulement ceux des autres.

Type 3 : Travaillez sur la gestion du stress lié à la performance, par exemple avec des techniques de relaxation ou des discussions sur la valeur intrinsèque.

Type 4 : Validez leurs émotions tout en les guidant vers des actions concrètes pour éviter la rumination.

Type 5 : Créez un espace sécurisé pour qu'ils partagent leurs émotions sans se sentir envahis.

Type 6 : Renforcez leur confiance avec des exercices de visualisation positive ou des routines prévisibles.

Type 7 : Aidez-les à affronter les émotions difficiles en ralentissant, par exemple via la méditation.

Type 8 : Encouragez l'expression de la vulnérabilité en créant un cadre non jugeant.

Type 9 : Stimulez l'expression de leurs désirs et émotions en les aidant à reconnaître leurs besoins.

Utilisez l'Ennéagramme permet de comprendre pourquoi un consultant réagit d'une certaine manière et ses blocages fondamentaux, mais commencez toujours par valider ses émotions sans jugement. Ensuite fixer des objectifs réalistes qui aident chaque type à définir des buts alignés avec leurs motivations profondes.

L'Ennéagramme n'est pas un outil diagnostique médical, mais un modèle de compréhension de la personnalité. Ne l'utilisez pas pour étiqueter ou réduire la complexité d'un consultant.

LA RELATION D'AIDE DU TSE

L'objectif en TSE en relation d'aide est que le consultant prenne conscience du lien de cause à effet entre ce qu'il vit et le résultat sur son corps. Dans tous processus de guérison, il y a ce qui dépend du thérapeute, et ceux qui dépend du consultant. Les deux sont interdépendants et indispensables pour une guérison profonde.

Le non intégré

La relation d'aide sert à faire cheminer le consultant vers un processus d'action et de libération de ce qui resteé bloquer dans l'histoire d'une personne et qui n'a pas trouvé d'expression ou de résolution. Il s'agit aussi bien de chocs émotionnels, de traumatismes anciens, de non-dits ou encore de traces laissées par des expériences vécues mais non intégrées.

« L'expérience n'a pas encore trouvé sa place dans le corps. »

Ces éléments ne disparaissent pas : ils continuent d'agir en arrière-plan, souvent de façon inconsciente. Ils peuvent ainsi influencer la santé physique, émotionnelle et spirituelle, en entretenant des tensions ou en favorisant l'apparition de symptômes chroniques. L'approche de la TSE consiste à accueillir et à reconnaître ces empreintes invisibles. Le thérapeute ne cherche pas à forcer leur disparition, mais à offrir un espace de présence manuelle et d'écoute permettant à ce « non intégré » d'émerger, de se transformer et, peu à peu, de retrouver une place apaisée dans le vécu de la personne.

En ce sens, le non intégré est à la fois une mémoire et une potentialité : une mémoire parce qu'il garde la trace de l'ancien, une potentialité parce qu'il peut devenir une voie d'évolution et de guérison. Il faut cependant l'accompagner avec justesse et patience. Le concept de relation d'aide repose sur une approche humaine et empathique, où le TSE accompagne la personne dans un processus de découverte et de développement personnel. Cet accompagnement permet d'aborder des difficultés variées. La relation d'aide est davantage centrée sur le soutien, l'écoute active, et l'accompagnement dans les défis du quotidien.

Lorsqu'on demande aux personnes pourquoi elles consultent en TSE pour une relation d'aide, elles mentionnent la plupart du temps, le désir de mettre fin à une source de souffrance et de combler un manque dans leur vie. Cela se traduit généralement par l'envie de mettre fin à des sentiments négatifs comme la tristesse, l'anxiété, ou encore la peur, et de retrouver un certain bien-être, confiance, ou joie de vivre. Elles expriment aussi le besoin d'obtenir des réponses, d'être écoutées, comprises et validées à l'effet qu'elles ne sont pas anormales puisqu'elles ne sont pas seules à traverser des situations difficiles. En somme, la relation d'aide est un processus de transformation qui se déroule dans un cadre bienveillant et non jugeant qui permet d'accéder à cet espace de mieux-être, où l'intervenant agit comme un guide et non comme un guérisseur.

Les personnes ne viennent pas en relation d'aide pour diagnostiquer un trouble, mais plutôt pour trouver des solutions face à des situations de vie difficiles, comme une perte, un deuil, un conflit relationnel ou encore une transition de vie. La relation d'aide s'inscrit dans une démarche proactive de changement et de prise de conscience. Elle permet à la personne accompagnée de se sentir entendue, soutenue, et, surtout, valorisée dans ses efforts pour aller mieux.

La TSE s'intéresse aux individus non pas de manière isolée, mais dans le contexte des systèmes dans lesquels ils évoluent (famille, couple, groupe, organisation, etc.). Elle repose sur l'idée que les comportements, émotions et pensées d'une personne sont influencés par les interactions et les dynamiques au sein de ces systèmes. On ne peut donc pas accompagner une personne sans considérer son environnement relationnel. Les symptômes ou problèmes (ex. : anxiété, conflits) sont analysés comme des réponses à des dynamiques dysfonctionnelles dans le système, et non comme des pathologies individuelles. Il convient donc d'appréhender les reliances interpersonnelles. Suis-je capable de visualiser cette reliance ? Et dans chaque plan ?

Le système est un ensemble d'éléments interconnectés (ex. : membres d'une famille) qui fonctionnent comme une unité. Chaque membre influence et est influencé par les autres. L'objectif vise à maintenir l'équilibre du système (ex. : une règle familiale implicite qui empêche les conflits d'éclater) car chaque système a des règles non dites qui régissent les interactions (ex. : dans une famille, éviter de parler d'un sujet sensible).

Chaque individu joue un rôle spécifique dans le système (ex. : le «médiateur», le «rebelle») qui maintiennent l'équilibre ou le dysfonctionnement, et le symptôme (ex. : dépression d'un adolescent) est vu comme l'expression d'un dysfonctionnement du système, pas seulement comme un problème individuel.

La TSE propose une vision relationnelle et contextuelle de l'individu, elle vise à modifier les patterns d'interaction pour favoriser un équilibre plus sain, en s'appuyant sur des concepts comme la circularité, l'homéostasie et la communication.

La présence thérapeutique

La présence thérapeutique est un état intérieur qui transcende les techniques pour toucher l'humain dans sa nudité la plus profonde. Elle n'est pas une posture mécanique ou un ensemble de gestes appris, mais une disponibilité totale : celle du thérapeute qui, pleinement là, attentif et ouvert, offre un espace stable et bienveillant, dépourvu de jugement ou d'agenda personnel. Cette présence se déploie au service de l'expérience vivante du consultant, ancrée dans un diagnostic somato-émotionnel que le TSE perçoit intuitivement, sans pour autant l'imposer. Car le rôle du thérapeute n'est pas de révéler la problématique à la place de l'autre, mais de l'accompagner vers une prise de conscience progressive, adaptée à ce que le consultant peut intégrer aujourd'hui. À travers la verbalisation des émotions, ce processus qui permet de reconnaître, comprendre et exprimer ce qui bouillonne intérieurement, s'ouvre une voie vers une gestion émotionnelle affinée et une communication authentique.

Les piliers de la Présence : accueil, stabilité et écoute totale

La présence thérapeutique s'incarne d'abord dans un accueil radical de l'autre, dans toute sa complexité : ses souffrances palpables, ses résistances tenaces, ses silences lourds de sens non dits. Le thérapeute, stable émotionnellement, ne se laisse ni envahir par ces flux ni détourner par ses propres réactions ; il reste ancré, comme un arbre ployé par le vent sans se briser.

Cette stabilité n'est pas froideur, mais une écoute déployée avec tout son être – mental alerte, cœur ouvert, corps attentif aux vibrations subtiles. Elle soutient silencieusement le processus de transformation du consultant, sans chercher à le contrôler ou à l'accélérer, inspirant ainsi un sentiment de sécurité profonde : la permission d'être soi, sans masque ni hâte.

Concrètement, cette présence se manifeste dans des gestes simples et puissants. Accepter un long silence sans le forcer ni le rompre, par exemple, transforme l'instant en un terreau fertile où l'intériorité peut germer. Soutenir d'un regard calme un consultant en larmes, sans la hâte de « réparer » sa tristesse, honore le rythme naturel du deuil émotionnel. Même face à la colère, l'hostilité ou la peur qui surgit comme une vague, le thérapeute demeure entièrement disponible, non pour apaiser par des mots rassurants, mais pour refléter une contenance qui invite à l'apaisement intérieur. Ces actes ne sont pas passifs ; ils exigent une vigilance active, une capacité à choisir un cadre approprié – un lieu calme et isolé, baigné d'un éclairage doux, avec des sièges qui invitent au relâchement. La posture elle-même parle : un contact visuel doux, un corps détendu aux bras ouverts, une voix chaleureuse qui enveloppe sans envahir. Avant même le premier mot, le thérapeute clarifie l'objectif : « Je suis là pour t'écouter et t'aider à exprimer ce que tu ressens, sans jugement » et garantit la confidentialité absolue, sauf en cas de danger imminent. Ainsi, l'espace offert devient un miroir bienveillant : le consultant y sent qu'il peut se rencontrer lui-même, sans pression ni attente.

Pourtant, cette présence n'est pas tout ; elle s'oppose à une relation d'aide maladroite, qui prendrait l'autre en charge comme un fardeau, qui voudrait le sauver, le réparer ou le changer à force de bonnes intentions. Elle refuse d'imposer une vision ou des solutions prémâchées, respectant au contraire la capacité innée du consultant à puiser dans ses propres ressources, même enfouies sous des couches de silence. Comme le dit si justement cette maxime : « Je ne te tire pas vers où je crois que tu dois aller. Je marche à côté de toi pendant que tu retrouves ton chemin. » C'est dans cette humilité que la vraie aide émerge : non comme une direction imposée, mais comme un compagnonnage qui illumine le sentier intérieur.

Avant que le consultant ne s'exprime, la présence thérapeutique commence par un rituel intérieur : le thérapeute se pose, vide son espace mental de toute attente, de toute analyse hâtive. Il cultive une réceptivité totale, sans chercher à comprendre ou à anticiper la réponse. Ce vide n'est pas un néant stérile, mais un espace vivant, une matrice où l'autre peut se déposer sans crainte d'être piétiné par des jugements. C'est là que la magie opère : dans cette disponibilité pure, le consultant sent intuitivement que ses mots auront une place sacrée, non pour être disséqués, mais pour être honorés.

Une fois le consultant engagé dans son récit, l'écoute s'approfondit : au-delà des mots, elle capte le ton de la voix, le rythme du souffle, les silences qui percent comme des éclats de vérité. Le thérapeute ressent ce qui palpite « là », sous la surface des phrases – non pour interpréter prématurément, mais pour rester présent, attentif au flux. Le consultant perçoit alors que son expression est contenue, non jugée ni détournée. Lorsque l'hésitation surgit, quand les mots se cherchent dans le vide, l'accompagnement se fait discret : laisser le silence fécond s'installer, comme un cocon où l'émergence peut mûrir. Un regard d'accueil, un hochement léger de la tête, une respiration calme suffisent à soutenir ; pas besoin de remplir l'espace par des interventions zélées. Moins le thérapeute fait, mieux cela opère : l'essentiel est dans le non-agir, dans cette permission donnée à l'intériorité de se déployer.

Les principes fondateurs guident cette danse subtile. Le consultant, souvent aveugle au lien entre son émotion et ses racines, perçoit le surgissement comme isolé, circonscrit à l'instant. La conscience émerge non par confrontation brutale qui court-circuiterait l'appropriation, mais par une exploration douce, où l'émotion reste une donnée brute, et l'interprétation, une construction partagée. Le rôle du TSE est de décoder sans diriger : poser des questions simples et ouvertes : « Qu'est-ce qui est important pour vous là-dedans ? », pour inviter à l'exploration de l'élément déclencheur. Face aux hésitations, un « Je sens qu'il y a quelque chose d'important qui cherche ses mots » ouvre sans forcer. Et quand une émotion émerge, le silence est roi : ne rien dire, ne rien faire, laisser le flot se libérer.

La relance en miroir, légère et nécessaire, utilise les mots du consultant eux-mêmes, avec un ton lent et posé, suivi d'un silence généreux qui permet la descente intérieure. Observer le corps, un micro-mouvement, un geste fugace offre une porte : « Je vois que votre corps a bougé quand vous dites cela. Que cela signifie-t-il pour vous ? » Toujours, partir du vécu, non de l'analyse ; rester neutre, même si des émotions personnelles affleurent. Avant de parler, le thérapeute s'interroge intérieurement : « Est-ce pour accompagner, ou pour combler un vide en moi ? » Si c'est juste, la relance fluidifie le processus. Ainsi, le TSE devient miroir du processus, non son moteur : 80 % du temps en pure présence, 15 % en encouragement doux, 5 % en relance si bloqué. Le TSE doit être capable d'observer l'évolution de l'espace du consultant quand ce dernier s'exprime.

Nommer, explorer, valider : Le Chemin vers l'Intégration Émotionnelle

Nommer l'émotion est un acte libérateur : aider le consultant à l'identifier colère, tristesse, peur, honte, par une question comme « Si vous deviez donner un nom à ce ressenti, quel serait-il ? » rend tangible ce qui semblait diffus et menaçant. Si l'identification patine, une roue des émotions guide sans imposer. Face à l'émotion, le processus suit un fil logique : identifier le signal corporel, interpréter l'émotion qui suit, la comprendre dans son contexte, questionner le besoin sous-jacent, et reformuler pour clore la boucle somato-émotionnelle, le tout validé par un toucher ancré sur le corps du consultant.

Explorer le contexte approfondit : « Quand avez-vous ressenti cela pour la première fois ? » ou « Cette sensation vous rappelle-t-elle quelque chose ? » révèle les pensées ou croyances enfouies comme « Je ne mérite pas d'être aimé » sous une tristesse persistante. Comment cette émotion tisse-t-elle les relations ou les choix actuels ? Valider et normaliser suit : « Il est normal de ressentir cela dans une telle situation », dissipant culpabilité et honte. Les émotions non résolues sont des messagers internes, et chaque étape renforce la connexion, favorisant résolution ou acceptation.

Précautions et Sagesse : Les limites d'une présence juste

Cette présence, puissante dans sa douceur, exige des précautions : reconnaître ses limites face à des émotions trop intenses ou traumatiques, orienter vers un psychologue ou spécialiste ; respecter les frontières, ne pas forcer la parole ; surveiller les signes de détresse, idées suicidaires, détresse extrême – pour agir promptement. Patience, empathie et structure guident l'accompagnement : en créant un espace sécurisant, en écoutant activement, en guidant vers une expression claire, le thérapeute aide l'autre à naviguer ses abysses. Et toujours : moins on fait, mieux cela marche ; plus on accueille, plus l'autre se déploie.

La Présence comme chemin de guérison mutuelle

La présence thérapeutique en TSE n'est pas un outil, mais un être : un état où le thérapeute, en se vidant de soi, devient le canal d'une force vitale qui opère au-delà des mots. Elle honore le consultant dans sa quête d'autonomie, transformant la séance en un voyage intérieur où l'émotion, nommée et explorée, devient alliée plutôt qu'ennemie. Dans cet espace, le lien se tisse non par effort, mais par évidence : une marche côte à côte vers le chemin retrouvé. Ainsi, la guérison n'est pas un don octroyé, mais une révélation partagée – celle que, dans l'accueil inconditionnel, chacun retrouve sa lumière enfouie. Plus qu'une pratique, c'est une sagesse : celle d'un accompagnement qui, en ne faisant rien, permet tout.

Percevoir le sujet en développement

Selon des penseurs comme Carl Rogers, percevoir l'autre comme en devenir implique de lui accorder une «considération positive inconditionnelle», c'est-à-dire de l'accepter tel qu'il est tout en croyant en sa capacité à se réaliser pleinement. Il s'agit de voir l'autre comme un être en mouvement, avec ses forces et ses fragilités, et de l'accompagner avec bienveillance dans son processus d'évolution. Cela demande de cultiver la patience, la curiosité et une certaine humilité face à la complexité de chaque parcours humain.

Percevoir l'autre comme étant en état de développement implique une posture d'ouverture et de compréhension de son processus de vie. C'est adopter une vision dynamique et reconnaître que chaque individu est en perpétuelle évolution, influencé par ses expériences, ses apprentissages et son environnement. Cela signifie accepter que l'autre n'est pas figé dans ses comportements ou ses idées, mais qu'il peut grandir et changer. C'est aussi pour cela qu'il convient de limiter au maximum de révéler au consultant son diagnostic TSE pour ne pas l'enfermer.

Être attentif à ce que le consultant exprime, verbalement et non verbalement, sans jugement hâtif, permet de comprendre où il se situe et quelles sont ses aspirations ou ses défis. Chaque personne progresse à son rythme, en fonction de son contexte (culturel, social, émotionnel) et le TSE peut se demander : «Quelles expériences ou ressources pourraient l'aider à évoluer ?»

C'est croire en son potentiel, et lui offrir un soutien (écoute, conseil, encouragement) tout en respectant son autonomie qui favorise sa croissance.

Une fois la prise de conscience réalisée...

Le TSE peut aider le consultant à passer à l'action en trois temps :

- Ancrer la prise de conscience
- Formuler un objectif clair et concret
- Expérimenter des petites actions immédiates, en soutenant l'engagement et en valorisant les résultats.

La consolidation de la prise de conscience passe par reformuler avec le patient ce qu'il a compris du lien : "Donc vous avez remarqué que lorsque [situation], vous ressentez [émotion], parce que vous pensez [croyance]." Sa validation ancre la compréhension et évite qu'elle reste floue. Ensuite se pose la question de la motivation : "Qu'aimeriez-vous que ça change pour vous dans votre vie ?" Il s'agit d'identifier la direction souhaitée (ex. : plus de sérénité, plus d'assurance, moins de colère) , et de vérifier que ce désir vient bien du patient, et non d'une attente extérieure.

Transformer la conscience en objectif concret

Le TSE va aider le consultant à traduire le vécu en objectif observable. C'est à dire découper l'objectif en étape observable, tout en passant par le corps et non l'intellect. Les actions peuvent être simples et en lien avec le vécu.

Lorsque le TSE est en présence d'éléments trangénérationnel ou des corps étrangers, en étant bien ancré, il dit : « Qui que tu sois, quoi que tu sois, peux tu revenir vers la lumière ? ». Il répète la phrase jusqu'à ce qu'il sent le relâchement dans ses mains.

Les reliances inter-personnelles

Elles visent à mettre en lumière les dynamiques inconscientes au sein du système social, comme des conflits non résolus ou des traumatismes hérités des générations passées. Les reliances interpersonnelles en TSE travaillent sur les blocages émotionnels et transgénérationnels. L'approche somato émotionnelle, qui permet d'accéder à l'inconscient pour faciliter une transformation émotionnelle profonde.

Le TSE teste la reliance avec tous les protagonistes en cause. Est-il capable de visualiser un lien entre les protagonistes ? Le TSE est à la tête du patient, ses mains au niveau cervical. Elles lui permettront de sentir en direct les résolutions corporelles. Le consultant est allongé sur le dos, les yeux fermés. Le TSE l'invite à visualiser et ressentir son système social en cause : la famille, le travail, le couple, de manière symbolique.

Le consultant imagine un endroit qui lui ai confortable. A la demande du TSE, il fait venir les personnes avec qui la reliance est bonne. Puis ceux avec qui la reliance est difficile. Le thérapeute guide le consultant pour repérer les schémas répétitifs ou les loyautés inconscientes, et donc les intrications familiales.

Cela permet la participation consciente du consultant et de contourner les résistances mentales et d'aller directement aux racines émotionnelles. Les mémoires transgénérationnelles peuvent être transformées plus rapidement grâce à l'état participant, qui favorise une connexion profonde avec les ressentis. Ce travail est utilisé pour des problématiques variées : difficultés relationnelles, schémas répétitifs (échecs amoureux, professionnels), dépendances, ou encore mal-être inexpliqué. Il peut aussi aider à apaiser des traumatismes familiaux, comme des deuils non faits ou des secrets de famille. Il est aussi très utile dans le traitement des lieux et des entités.

Déroulement type

- Le consultant expose sa problématique (ex. : «Je me sens bloqué dans mes relations»).
- Le thérapeute l'invite à entrer en état conscient pour explorer son système familial.
- Le consultant visualise ou ressent les membres de sa famille, guidé par le thérapeute.
- Des ajustements symboliques sont faits (ex. : réintégrer un membre exclu, libérer une émotion).
- Il invite d'abord les membres avec une bonne reliance, puis en dernier la personne avec qui on veut travailler.
- Le consultant dit silencieusement en lui même :

- X, sache que je te reconnais comme tel et te demande de me reconnaitre comme tel.
- X, je te reconnais comme (fonction), et te demande de me reconnaitre comme (la fonction)
- X, si tu as des choses à me dire, je t'écoute.
- X je te remercie.
- X, voici ce que moi j'ai à te dire.
- X, je te remercie de m'avoir écouté.
- Ensemble, nous avançons vers notre destinée.

Visualiser la scène et ressentez dans vos mains à chaque étape la libération corporelle. Les objectifs sont de reconnaitre la place et le rôle de chacun. Puis d'exprimer ses besoins et écouter ceux de l'autre. Enfin, identifier clairement ce qui a blessé et comment cela affecte (colère, tristesse, rancune). C'est à dire : accepter vos besoins et ceux de l'autre. Autorisez-vous à ressentir la douleur sans la juger. Le déni bloque le processus de pardon. Essayez de comprendre le contexte de l'acte qui vous a blessé. Cela ne signifie pas excuser, mais voir les choses sous un autre angle.

La question à se poser : «Quelles circonstances ou intentions ont pu mener à cette situation ?»

Acceptez ses besoins et ceux de l'autre

Décider de pardonner ou d'accompagner. Le pardon est un choix actif, pas une obligation. Décidez de lâcher prise pour votre propre bien-être, pas nécessairement pour l'autre.

Transformer la relation (si nécessaire)

Si la personne reste dans votre vie, posez des limites claires pour éviter de nouvelles blessures. Si la relation est terminée, imaginez symboliquement couper les liens émotionnels toxiques.

Intégrer et avancer

Prenez conscience des leçons tirées de l'expérience. L'expérience vous permet de retrouver votre pouvoir et de ne plus être défini par la blessure.

«Cette épreuve m'a appris à mieux communiquer mes besoins.»

Points importants

L'intégration de l'expérience prend du temps et n'est pas linéaire. Vous pouvez revenir en arrière et ressentir de nouveau de la colère. Il est un processus personnel et émotionnel qui peut libérer des blessures et favoriser la paix intérieure. Mais il est long, difficile et éprouvant que de pardonner. Le pardon est pour vous, pas pour l'autre. Il s'agit de vous libérer, même si l'autre ne s'excuse pas. Si le processus est trop lourd (ex. : traumatisme grave), envisagez un accompagnement thérapeutique (psychologue, hypnothérapeute).

Le principe des relations interpersonnelles peut être appliqué aux entités et aux lieux. Il convient aussi de couper tout lien et toute relation en cas de toxicité avéré.

LE GENRE

Différence entre l'accompagnement d'un homme et celui d'une femme

La différence entre l'accompagnement d'un homme et celui d'une femme ne repose pas uniquement sur le sexe biologique. Elle concerne aussi la manière dont la personne s'est construite psychiquement, symboliquement et relationnellement. Autrement dit, il existe souvent des façons différentes d'habiter son identité, son corps, ses émotions, le lien et la place dans le monde.

Il faut toutefois préciser qu'il s'agit de tendances générales et non de vérités absolues. Chaque personne est singulière. Un homme peut présenter une organisation intérieure très marquée par des qualités dites féminines, et une femme peut être structurée par des traits que l'on associe habituellement au masculin. Malgré cela, ces repères restent utiles, car ils permettent de mieux comprendre certaines dynamiques fréquentes dans l'accompagnement.

Dimension psychologique : archétypes et besoins fondamentaux

Sur le plan psychologique, on peut dire que les polarités masculine et féminine correspondent à deux grandes manières de se structurer intérieurement.

Chez l'homme, la dynamique dominante s'organise souvent autour de la question de l'identité, de la direction et de la place. Il cherche à savoir qui il est, où il va, quelle est sa mission, son rôle, son axe. Il a souvent besoin de sentir qu'il avance, qu'il construit, qu'il tient debout à partir d'une cohérence intérieure. Sa problématique centrale est donc fréquemment celle de l'orientation.

Chez la femme, la dynamique dominante s'organise souvent autour de la question de l'unité, du lien et de l'harmonie. Elle cherche à relier les différentes dimensions de son être : le corps, le cœur, l'intuition, la parole, la relation. Sa problématique centrale est souvent celle de la cohérence entre ce qu'elle ressent, ce qu'elle vit et ce qu'elle exprime.

Il ne s'agit pas d'opposer ces deux dynamiques, mais de comprendre qu'elles mettent l'accent sur des besoins différents. L'une cherche d'abord un axe. L'autre cherche d'abord une unité.

La quête masculine : construire un axe intérieur

Chez beaucoup d'hommes, la vie intérieure s'organise autour de la nécessité de trouver un axe. Cet axe donne une direction, une stabilité et un sentiment de cohérence. Il permet à l'homme de se sentir aligné avec lui-même, capable d'agir, de décider et de prendre sa place.

Cette recherche d'axe est souvent liée à des questions telles que :

« Qui suis-je ? »

« Quelle est ma place ? »

« Où vais-je ? »

« Qu'est-ce que je dois incarner ? »

Dans cette dynamique, la force, la décision, la capacité à structurer et à avancer sont souvent très importantes. L'homme a généralement besoin de sentir qu'il peut agir sur le réel, protéger, orienter et tenir une direction. Mais cette construction de l'axe a aussi son revers. Très souvent, l'homme a appris à privilégier la maîtrise, le contrôle et la tenue. Il peut alors avoir plus de difficulté à reconnaître sa vulnérabilité, à exprimer sa sensibilité ou à accueillir ses émotions. Il peut craindre qu'en s'ouvrant à son ressenti, il perde sa solidité.

C'est là qu'apparaît une tension centrale : comment rester fort sans se couper de soi ? Comment garder une direction sans se rigidifier ? Comment assumer sa vulnérabilité sans avoir le sentiment de s'effondrer ?

Quand cette tension n'est pas bien intégrée, l'homme peut se protéger en se coupant de son monde intérieur. Il se referme, s'isole, intellectualise ou reste dans l'action. Son axe, au lieu d'être vivant, devient rigide. Il tient, mais il ne sent plus. Il avance, mais sans contact profond avec lui-même.

Dans l'accompagnement thérapeutique, le travail consiste donc souvent à aider l'homme à relier son axe à son cœur. Il ne s'agit pas de défaire sa structure, mais de l'assouplir. Il s'agit de lui permettre d'intégrer la sensibilité dans la force, et non de les opposer. L'objectif est qu'il puisse rester debout tout en étant habité.

La quête féminine : retrouver l'unité intérieure

Chez beaucoup de femmes, la dynamique psychique s'organise davantage autour du lien et de l'unité. Il y a souvent une grande sensibilité à la relation, à l'ambiance, au ressenti, aux mouvements subtils du corps et de l'émotion. La femme cherche fréquemment à ce que les différentes parts d'elle-même soient reliées entre elles. Elle ne cherche pas seulement à avancer. Elle cherche aussi à sentir que ce qu'elle vit a du sens, que son corps, son cœur, son intuition et sa parole vont dans la même direction. Son besoin profond est souvent celui d'une cohérence vivante.

Cette capacité de lien est une force. Elle favorise l'écoute, l'accueil, la perception fine et la compréhension intuitive des situations. Mais elle peut aussi devenir un lieu de fragilité si la personne se tourne trop vers l'extérieur et perd le contact avec son propre centre.

La difficulté centrale est alors la suivante : comment rester en lien sans se perdre ? Comment accueillir sans se sacrifier ? Comment prendre soin des autres sans s'oublier ? Comment poser des limites sans se sentir coupable ?

Beaucoup de femmes ont appris très tôt à s'adapter, à contenir, à prendre soin, à ressentir ce dont l'autre a besoin. Cela peut les conduire à une forme de surouverture où le lien devient plus important que soi-même. La personne reste disponible, attentive, généreuse, mais elle s'épuise, parce qu'elle ne se soutient plus elle-même.

Dans l'accompagnement thérapeutique, le travail consiste donc souvent à aider la femme à structurer sa sensibilité. Il ne s'agit pas de diminuer son accueil ni son intuition, mais de leur donner une forme plus juste. L'enjeu est qu'elle puisse rester ouverte tout en gardant son centre, ressentir sans se dissoudre, aimer sans se sacrifier, accueillir sans perdre ses limites.

La polarité masculin / féminin : une lecture énergétique

Au-delà des différences entre hommes et femmes, il est utile de comprendre que le masculin et le féminin sont aussi deux polarités intérieures présentes chez chacun.

Le masculin représente la structure, la verticalité, la direction, la clarté, la décision et l'action. Le féminin représente l'accueil, la fluidité, l'intuition, la réceptivité, la sensibilité et la capacité de lien.

Ces deux polarités ne doivent pas être pensées comme des catégories rigides. Elles sont vivantes, mobiles, complémentaires. Une personne équilibrée n'est pas celle qui exprime seulement une polarité, mais celle qui permet aux deux de dialoguer.

Quand le masculin est trop dominant sans le féminin, la personne peut devenir sèche, dure, contrôlante, coupée de sa sensibilité. Quand le féminin est trop dominant sans le masculin, la personne peut devenir diffuse, poreuse, désorganisée ou trop tournée vers l'autre.

Le travail thérapeutique consiste donc souvent à restaurer un dialogue entre ces deux dimensions. Il s'agit de donner de la structure à ce qui est trop diffus, et de redonner de la fluidité à ce qui est trop rigide. C'est en ce sens qu'on peut dire que l'accompagnement vise moins à travailler le genre qu'à rééquilibrer les polarités internes.

Conséquences dans l'accompagnement thérapeutique

Si l'on tient compte de ces grandes dynamiques, on comprend mieux que l'accompagnement d'un homme et celui d'une femme demandent souvent des ajustements différents. Avec un homme, le thérapeute devra souvent aider à ouvrir l'espace du ressenti sans casser l'axe. Il faudra lui permettre d'entrer en contact avec sa vulnérabilité, ses émotions, son intériorité, sans qu'il ait le sentiment de perdre sa structure ou sa dignité. Le travail consistera souvent à humaniser la force. Avec une femme, le thérapeute devra souvent aider à renforcer l'axe sans fermer la sensibilité. Il faudra l'aider à se recentrer, à se définir, à poser des limites, à reconnaître ses besoins, sans l'amener vers une dureté défensive. Le travail consistera souvent à structurer l'accueil.

Dans les deux cas, la finalité n'est pas de renforcer un stéréotype masculin ou féminin. La finalité est d'aider la personne à devenir plus entière, plus équilibrée et plus libre intérieurement.

La dimension relationnelle : la posture du thérapeute

Ces différences apparaissent aussi dans la relation thérapeutique elle-même, notamment dans le transfert. Le transfert désigne la manière dont le patient investit inconsciemment le thérapeute d'attentes, de besoins, d'images ou de rôles symboliques.

Chez l'homme, le transfert s'oriente souvent vers la recherche d'un cadre, d'un repère, d'une solidité. Le thérapeute peut être vécu comme une figure d'appui, d'autorité, de guide ou de contenant. Dans ce cas, il est important que la posture thérapeutique offre de la stabilité, de la clarté et une présence fiable. L'homme a souvent besoin de sentir que l'espace tient suffisamment pour qu'il puisse s'y ouvrir sans se sentir menacé.

Chez la femme, le transfert s'oriente souvent davantage vers la qualité de présence, la résonance, l'écoute et la reconnaissance du vécu intérieur. Le thérapeute peut être vécu comme une figure d'accueil, de compréhension ou de validation sensible. Dans ce cas, la posture thérapeutique doit permettre une véritable qualité d'écoute, sans tomber dans la fusion ni l'effacement des limites.

Autrement dit, avec l'homme, l'ajustement passe plus souvent par la contenance. Avec la femme, l'ajustement passe plus souvent par la résonance.

Mais là encore, cela reste une tendance et non une règle. Certains hommes ont d'abord besoin d'un espace très maternant. Certaines femmes ont d'abord besoin d'un cadre très structurant. Le thérapeute doit donc rester souple, observer, sentir et ajuster sa présence à ce que demande réellement la personne.

Aller plus loin : au-delà du genre

En profondeur, l'accompagnement le plus juste ne consiste pas à penser uniquement en termes de “homme” ou de “femme”. Il consiste à se demander où en est la personne dans sa relation à ses polarités internes.

Manque-t-elle d'axe ?

Manque-t-elle de souplesse ?

Est-elle trop dans le contrôle ?

Ou trop dans la dissolution ?

A-t-elle besoin d'apprendre à ressentir ?

Ou au contraire à se positionner ?

Dans cette perspective, on pourrait dire, de façon synthétique, que beaucoup d'hommes ont à apprendre l'écoute, le ressenti et l'accueil, tandis que beaucoup de femmes ont à apprendre l'affirmation, la limite et l'audace d'exister à partir d'elles-mêmes.

Mais cette phrase ne doit jamais devenir un slogan. Elle doit rester un outil de lecture, au service de la singularité de la personne.

Le thérapeute homme face à une patiente femme

Lorsqu'un thérapeute homme accompagne une femme, la relation peut réveiller chez lui des enjeux particuliers. La patiente ne représente pas seulement une personne à accompagner. Elle peut aussi réactiver, chez le thérapeute, sa relation au féminin : sa sensibilité, sa vulnérabilité, son rapport à l'accueil, au mystère, à l'intuition et à la non-maîtrise.

Pour beaucoup d'hommes, cette rencontre avec le féminin peut être déstabilisante. Elle peut éveiller une tendance à vouloir comprendre trop vite, à contrôler, à cadrer de manière excessive, ou au contraire à se retirer pour ne pas être envahi. Alors beaucoup d'homme iront vers la technique, ce qui permet d'échapper aux émotions.

La difficulté est alors de ne pas répondre à cette rencontre par la maîtrise ou par la fuite. Le thérapeute homme doit apprendre à rester présent sans prendre le pouvoir, à accueillir sans se perdre, à sentir sans vouloir immédiatement expliquer. Pour cela, il doit être au clair avec sa propre part féminine. Plus il a intégré sa capacité d'écoute, de réceptivité et de vulnérabilité, plus il peut accompagner une femme avec justesse. Son rôle n'est pas de diriger son processus, mais de tenir un espace stable où elle pourra déployer sa propre vérité intérieure.

La thérapeute femme face à un patient homme

Lorsqu'une thérapeute femme accompagne un homme, d'autres enjeux se présentent. La rencontre avec le masculin peut réactiver la question du cadre, de l'autorité, de la reconnaissance, du pouvoir et de la limite.

L'homme peut projeter sur la thérapeute des attentes fortes : être compris, soutenu, rassuré, validé, parfois sauvé. Il peut la placer inconsciemment dans une position de mère, de réparatrice ou de présence qui apaise sa fragilité. La thérapeute doit alors être très attentive à ne pas se laisser prendre dans une posture de sauvetage ou de maternage.

Elle doit pouvoir accueillir le patient sans s'identifier à ce qu'il projette sur elle. Elle doit rester présente, ouverte, sensible, mais aussi très claire dans son axe. Cela suppose une bonne capacité à poser des limites, à tenir le cadre et à ne pas se dissoudre dans le besoin de l'autre. Alors, face à ces difficultés, beaucoup de femme iront vers l'émotion, le « entre femme » ou la pédiatrie, ce qui permet de ne pas poser de limites et de cadres.

Par ailleurs, le corps de l'homme exprime souvent moins directement l'émotion. La souffrance passe plus volontiers par la tension, la retenue, le contrôle, la densité corporelle ou le silence. La thérapeute doit donc apprendre à écouter ce qui ne se dit pas verbalement, à sentir le non-dit derrière la structure.

Sa posture juste sera une féminité structurée : une présence accueillante, mais non absorbée ; sensible, mais non fusionnelle, stable, mais non dure.

L'espace du neutre

Dans tous les cas, la qualité essentielle de l'accompagnement est l'accès à un espace de neutralité vivante.

Cette neutralité n'est pas de l'indifférence. Ce n'est pas non plus une froideur technique. C'est une présence claire, stable et ouverte, qui n'agit ni à partir du besoin de contrôler, ni à partir du besoin de sauver, ni à partir d'une implication personnelle excessive. Le thérapeute juste est celui qui peut contenir sans enfermer, accueillir sans absorber, guider sans imposer, sentir sans se confondre avec ce qu'il perçoit.

Cet espace de neutralité permet au consultant de se réorganiser de l'intérieur. Il favorise une transformation profonde, parce qu'il laisse la vie agir sans que le thérapeute ne vienne la déformer par ses propres enjeux.

Conclusion

La différence entre l'accompagnement d'un homme et celui d'une femme ne doit pas être comprise comme une opposition simpliste. Elle renvoie à des dynamiques psychiques, symboliques, énergétiques et relationnelles différentes, qui demandent des ajustements spécifiques dans la posture thérapeutique.

Chez l'homme, il s'agit souvent d'aider à relier la force à la sensibilité, l'axe au cœur, la direction au ressenti. Chez la femme, il s'agit souvent d'aider à relier l'accueil à la limite, la sensibilité à la structure, le lien à l'affirmation de soi.

Mais, en profondeur, l'essentiel n'est pas le genre. L'essentiel est de percevoir comment la personne s'organise intérieurement, quelles polarités dominent, lesquelles sont refoulées, et ce qui doit être soutenu pour retrouver un équilibre plus vivant. L'accompagnement thérapeutique ne cherche donc pas à enfermer la personne dans une identité masculine ou féminine. Il cherche à l'aider à devenir plus entière, plus unifiée et plus libre.

LES ÉPINES IRRITATIVES

Le concept des épines irritatives dans le cadre de la thérapie somato-émotionnelle (TSE) désigne des éléments externes ou internes qui perturbent l'équilibre bio-psychosocial du consultant. Ces éléments, qu'ils soient physiques (lunettes, dents, semelles, bijoux, médicaments, tatouages), environnementaux (lieux) ou subtils (entités), agissent comme des interférences potentielles sur les cinq corps énergétiques (physique, énergétique, émotionnel, spirituel, causal).

Ils peuvent bloquer les flux énergétiques, altérer la posture, ou réactiver des mémoires corporelles et émotionnelles liées à des traumas ou à des symboliques spécifiques.

Œil : Refus de voir, lié à une blessure du cœur

Les yeux, dans la TSE, sont davantage que des organes sensoriels ; ils portent une symbolique émotionnelle et énergétique, souvent associée à un refus de voir une vérité ou une réalité douloureuse, lié à une blessure du cœur (chagrin, séparation, douleur affective)

Analyse symbolique et énergétique :

Les yeux reflètent la capacité à percevoir le monde et à affronter la réalité. Un problème oculaire peut indiquer un refus inconscient de regarder une situation, souvent lié au corps émotionnel (ex. : tristesse refoulée) ou au corps spirituel (manque de clarté sur le chemin de vie). Une personne portant des lunettes mal adaptées peut ressentir une fatigue oculaire ou des maux de tête, qui, en TSE, pourraient être liés à une résistance émotionnelle à accepter une vérité (ex. : une blessure affective non résolue).

Approche en TSE :

- Visualiser les rayons énergétiques (flux émanant des yeux) et la forme anatomique des yeux, avec et sans lunettes.

- Comparer les deux yeux (symétrie, mobilité, énergie).

• Tester la reliance énergétique des lunettes avec le consultant (les lunettes soutiennent-elles ou perturbent-elles l'énergie ?).

• Évaluer le centrage des yeux par rapport aux verres (un mauvais centrage peut créer des tensions énergétiques ou physiques).

• Vérifier l'articulation posturale (cou, thorax, bassin, épaules, mâchoire) pour identifier les compensations liées aux yeux.

• Attention aux verres progressifs : Ils peuvent induire des tensions supplémentaires en raison de leur complexité d'adaptation.

Correction somato-émotionnelle : Travailler sur les yeux et le corps pour libérer les tensions.

Orientation spécialisée :

- Orthoptiste : Si problème de convergence (difficulté à aligner les yeux).

- Opticien : Si les lunettes sont mal adaptées (mauvais centrage, correction inadéquate).

-Ophtalmologue : Si la pathologie oculaire nécessite une correction médicale (ex. : myopie, astigmatisme)

Implications thérapeutiques : Identifier si le problème oculaire est lié à une blessure émotionnelle (ex. : peur de voir une vérité) et accompagner le consultant dans une prise de conscience. Puis restaurer le flux énergétique autour des yeux pour améliorer la santé et la clarté.

Dents : Chacune a une symbolique

Les dents sont des indicateurs puissants de l'état énergétique et émotionnel du consultant. Chaque dent a une symbolique spécifique, décrite dans des ouvrages comme Le langage de vos dents d'Estelle Vereeck, qui relie les dents à des aspects psychologiques, émotionnels et transgénérationnels.

Analyse symbolique et énergétique :

Les dents sont liées à l'affirmation de soi, à la prise de décision et à la capacité à mordre dans la vie.

Exemples spécifiques (selon Vereeck) :

- Dents du haut : Liées à l'aspect spirituel, à l'idéal, à la mère ou à la dimension féminine.

- Dents du bas : Liées à l'aspect terrestre, matériel, au père ou à la dimension masculine.

- Dents 2 (incisives) : Associées à l'union sentimentale (relations amoureuses).

- Dents 3 (canines) : Liées aux transgressions (dépassement des limites, conflits internes).

Les problèmes dentaires (caries, malocclusion) peuvent refléter des conflits émotionnels ou des déséquilibres dans le corps émotionnel ou causal.

Approche en TSE :

Visualiser toutes les dents, en contact (occlusion) et sans contact, pour évaluer leur état énergétique.

- Comparer avec la posture globale (bassin, colonne, épaules) pour détecter les compensations.

- Tester la reliance des prothèses (dentiers, bagues) avec le corps du consultant.

- Visualiser et corriger l'articulation temporo-mandibulaire (ATM) si nécessaire.

Correction :

- Traiter les dents en somato-émotionnel pour libérer les blocages énergétiques ou émotionnels.

- Référer à un dentiste si des problèmes physiques (ex. : malocclusion) sont identifiés.

- Utiliser des ressources comme Le langage de vos dents d'Estelle Vereeck pour décoder les causes émotionnelles ou transgénérationnelles.

Implications thérapeutiques :

- Les problèmes dentaires peuvent révéler des conflits émotionnels ou transgénérationnels (ex. : tensions avec un parent).

- Libérer les blocages énergétiques liés aux dents peut améliorer la posture et le flux énergétique global.

Semelles

Les semelles orthopédiques sont des épines irritatives potentielles, car elles influencent directement la posture, le flux énergétique et la connexion entre le corps et le sol.

Analyse symbolique et énergétique :

Les pieds représentent l'ancrage, la stabilité et la capacité à avancer dans la vie. Des semelles mal adaptées peuvent perturber l'alignement corporel et la connexion énergétique avec la terre, affectant le corps causal (place dans le monde) ou le corps physique (équilibre structurel).

Des semelles inadéquates peuvent désaligner le bassin, le diaphragme ou les grands mouvements, perturbant le flux énergétique.

Approche en TSE :

Comparer la posture du consultant avec et sans semelles, en se concentrant sur le bassin, le diaphragme, les grands mouvements (ex. : marche, alignement vertébral) et le flux énergétique.

Tester la reliance entre les semelles et la plante des pieds pour évaluer si elles soutiennent ou perturbent l'énergie.

Correction :

Traiter les pieds et le corps global avec des techniques somato-émotionnelles

Référer à un podologue si les semelles sont mal conçues ou si des problèmes structurels au niveau des pieds sont détectés.

Restaurer un ancrage correct via des semelles adaptées améliore la stabilité physique et énergétique, alignant le consultant avec son corps énergétique et physique. Les problèmes liés aux semelles peuvent révéler des blocages émotionnels liés à l'avancement dans la vie.

Bijoux et Médicaments

Les bijoux et les médicaments (y compris pilules, stérilets, etc.) peuvent agir comme des épines irritatives en perturbant le champ énergétique ou le corps hologramme (concept en TSE désignant l'empreinte énergétique de l'individu).

Analyse symbolique et énergétique :

Ils portent souvent une signification émotionnelle ou symbolique (ex. : une bague de mariage symbolisant un engagement, un bijou hérité lié à un trauma transgénérationnel). Ils affectent le corps émotionnel ou causal.

Médicaments : Ils peuvent altérer le flux énergétique naturel ou introduire des influences étrangères (ex. : changements hormonaux causés par une pilule contraceptive). Ils affectent le corps énergétique et physique.

Tester la reliance des bijoux ou des médicaments avec le corps du consultant, en évaluant s'ils sont en harmonie ou en conflit avec son énergie.

Observer la réaction du corps (ex. : tension, relaxation) avec et sans contact avec le bijou ou le médicament.

Explorer l'histoire du bijou (ex. : qui l'a donné, sa signification émotionnelle) pour identifier des blocages émotionnels potentiels.

Correction :

- Utiliser des techniques somato-émotionnelles pour libérer les blocages énergétiques causés par le bijou ou le médicament.

- Discuter avec le consultant de la possibilité de changer de médicament (ex. : autre méthode contraceptive) si celui-ci est perturbant.

- Encourager le consultant à réfléchir à la charge émotionnelle de certains bijoux et envisager de les retirer ou de les remplacer s'ils portent une énergie négative.

Tatouages

Les tatouages sont considérés comme des épines irritatives en raison de leur impact physique sur la peau (organe sensoriel majeur) et de leur signification symbolique ou émotionnelle.

Analyse symbolique et énergétique :

Les tatouages portent souvent une signification personnelle profonde, reflétant des événements de vie, des croyances ou des traumas. Ils agissent comme des empreintes énergétiques sur le corps émotionnel ou causal, surtout s'ils sont liés à des souvenirs marquants.

Approche en TSE :

- Identifier les tatouages à connotations symboliques (ex. : un tatouage commémorant une perte ou un symbole culturel).

- Demander l'histoire du tatouage (quand, pourquoi, par qui il a été fait).

- Scanner le tatouage visuellement et manuellement pour évaluer son impact énergétique.

- Évaluer la reliance entre le tatouage et son histoire émotionnelle pour déterminer s'il contient un blocage.

Correction

- Traiter la zone du tatouage avec des techniques somato-émotionnelles pour libérer les blocages énergétiques ou émotionnels.

- Accompagner le consultant pour intégrer la signification émotionnelle du tatouage dans son parcours de guérison.

- Les tatouages peuvent servir de portes d'entrée pour explorer des traumas ou des émotions non résolus, en lien avec le principe TSE de « peler les couches » pour restaurer la physiologie.

Lieux

Les lieux ou environnements où le consultant vit ou passe du temps peuvent agir comme des épines irritatives en influençant son état énergétique et émotionnel.

Analyse symbolique et énergétique :

Un lieu peut porter un poids émotionnel ou énergétique, comme une maison liée à un trauma d'enfance ou un lieu de travail associé au stress. Cela touche le corps causal (place dans le monde) et le corps émotionnel (réactions émotionnelles à l'environnement).

Un environnement perturbant (ex. : lieu chargé de souvenirs négatifs ou à faible énergie) peut bloquer le champ énergétique du consultant, affectant sa santé.

Approche en TSE :

Écouter la description des problématiques liées à un lieu spécifique par le consultant (ex. : sensation de fatigue dans sa maison).

Visualiser la reliance entre le consultant et le lieu pour évaluer son impact énergétique.

Demander au consultant de s'imaginer vivre et ressentir dans ce lieu pour identifier les réactions émotionnelles ou physiques.

Correction :

- Utiliser des techniques somato-émotionnelles pour couper les liens énergétiques entre le consultant et le lieu problématique.

- Guider le consultant pour reformuler sa relation avec le lieu ou envisager des changements pratiques (ex. : déménagement, purification énergétique de l'espace).

- Libérer les liens avec un lieu perturbant restaure l'équilibre énergétique et le sentiment d'ancrage dans le corps causal.

- Ce processus peut révéler des blocages émotionnels liés à des expériences passées dans le lieu.

Entités

Les entités en TSE désignent des influences non physiques, comme des énergies subtiles, des entités spirituelles ou des traumas transgénérationnels, qui perturbent le champ énergétique du consultant.

Analyse symbolique et énergétique

Les entités peuvent représenter des énergies non résolues, des traumas ancestraux ou des influences externes (ex. : énergies négatives attachées au consultant). Elles touchent le corps spirituel et le corps causal, en lien avec la connexion à l'univers.

Approche en TSE

- Identifier les signes d'influence d'une entité via les symptômes ou une évaluation énergétique (ex. : blocages inexpliqués par des causes physiques ou émotionnelles).

- Visualiser la reliance entre le consultant et l'entité suspectée.

- Ne pas chercher à connaitre l'identité de l'entité

- Explorer l'histoire du consultant pour identifier des sources potentielles (ex. : traumas transgénérationnels, pratiques spirituelles).

- Demander au corps si le traitement est possible et écouter son thorax.

Correction

Utiliser des techniques somato-émotionnelles pour couper les liens avec l'entité, restaurant l'intégrité énergétique du consultant.

Synthèse et lien avec l'homme énergétique total

L'Homme de Vitruve

Evoqué précédemment, il complète ce cadre en symbolisant l'harmonie idéale de l'homme énergétique. Les épines irritatives perturbent cette harmonie, et la TSE vise à la restaurer en abordant les dimensions physique et énergétique.

Il est celui qui permet à son corps de fonctionner et de vivre de façon optimale dans tous ses paramètres. Il est à sa place entre la terre et le ciel.

- Les rayons et les flux sortent de la voute plantaire jusqu'au centre de la terre

- Ils sortent des mains jusqu'au ciel.

- L'axe terre-ciel traverse le rachis.

- Les 3 sphères sont à leurs places et reliés.

- Le 3ème œil est ouvert.

- Les parietaux sont ouverts et la reliance au tout est effective.

- Le corps est plein en volume et chaque structure anatomique est cohérente et transparente.

- Tout est interconnecté.

- Et ceci dans tous les plans.

En abordant ces épines par l'observation, la correction et le traitement émotionnel, le thérapeute aide le consultant à restaurer son harmonie énergétique, en accord avec les principes de l'intégration holistique de la TSE. La signification symbolique et énergétique de chaque épine souligne l'interconnexion des dimensions physique, émotionnelle et spirituelle, rendant leur résolution essentielle pour la santé et le bien-être.

L'ÉVOLUTION DU TSE

L'évolution du praticien en TSE est un processus progressif qui transforme à la fois sa perception, sa relation au doute et sa définition de la réussite.

Au début, le praticien est centré sur l'action. Il cherche à comprendre, analyser et corriger. Sa perception est fragmentée et orientée vers des éléments précis. Il se demande s'il perçoit correctement, s'il agit comme il faut et s'il est légitime. Il a besoin de repères et de validation. La réussite est associée à un résultat visible, comme la disparition d'un symptôme.

Ensuite, une phase intermédiaire apparaît, souvent marquée par une instabilité. La perception s'ouvre mais devient moins fiable. Le praticien perçoit davantage, mais comprend moins clairement. Il traverse des moments de confusion. Le doute devient plus profond et existentiel. Il ne porte plus seulement sur le "bien faire", mais sur le sens même de la pratique. Il se demande ce qu'il fait réellement, s'il agit ou si quelque chose agit à travers lui, et si ce qu'il perçoit est réel. Cette phase peut être inconfortable, car elle remet en question ses certitudes et son sentiment de contrôle. La réussite commence alors à se détacher du résultat immédiat pour s'orienter vers le processus.

Avec la maturation, un basculement se produit. Le praticien ne cherche plus à faire mais à percevoir. Sa perception devient globale et plus stable. Il inclut le corps, les dynamiques internes et la relation. Le doute est toujours présent, mais il change de nature. Il devient acceptable et même utile. Il ne bloque plus, il régule. Le praticien accepte de ne pas tout comprendre ni tout maîtriser. Il s'ouvre à des questions plus fondamentales sur la santé, la guérison et sa place dans le processus. La réussite se définit alors par la qualité de présence et la capacité à laisser émerger un processus d'autorégulation.

À un stade avancé, la pratique devient plus simple et plus précise. La perception est directe et demande peu d'effort. Le praticien suit les dynamiques sans chercher à les contrôler. Il maintient une forme d'humilité et de vigilance. La réussite n'est plus forcément visible immédiatement. Elle se manifeste par des changements profonds, durables et parfois subtils chez la personne accompagnée.

Au final, l'évolution du praticien en TSE correspond à un passage du faire vers le percevoir, du contrôle vers la confiance, et de la recherche de résultat vers l'accueil du processus, et enfin, de la confiance en la jouissance divine. Les doutes, d'abord centrés sur la compétence, deviennent existentiels puis s'intègrent comme une ressource essentielle. Ils participent à une transformation intérieure qui permet une pratique plus juste, plus simple et plus en lien avec la réalité du vivant.

CONCLUSION

La thérapie somato-émotionnelle (TSE) est une approche holistique qui repose sur une vision intégrative de l'être humain, considéré comme un système énergétique interconnecté avec son environnement et ses dimensions bio-psychosociales. À travers la prise en compte des cinq corps énergétiques, la TSE vise à restaurer l'équilibre global en identifiant et en libérant les blocages, qu'ils soient physiques, énergétiques ou émotionnels, à l'aide de techniques manuelles vitalistes propre à la TSE.

L'objectif est la recherche de la santé et la réponse aux besoins fondamentaux par le souffle de vie qui guide le TSE. Cela permet la réorganisation du vivant. Le corps possède une intelligence innée et des mécanismes d'autorégulation (homéostasie) qui peuvent être soutenus en travaillant avec les forces vitales.

Au fil des pages de ce livre, nous avons exploré la richesse et la profondeur de la thérapie somato-émotionnelle, une approche qui transcende les frontières traditionnelles entre le corps et l'esprit pour offrir une voie de guérison véritablement holistique. En reconnaissant l'interconnexion intime entre nos émotions, nos expériences de vie et les manifestations physiques de ces dernières, cette pratique nous invite à écouter notre corps comme un messager de notre histoire intérieure.

La thérapie somato-émotionnelle repose sur une idée fondamentale : le corps conserve la mémoire de nos traumatismes, de nos joies, de nos peurs et de nos espoirs. Ces souvenirs, qu'ils soient conscients ou inconscients, s'inscrivent dans nos tissus, nos muscles, nos fascias, et même dans notre posture. En travaillant avec délicatesse et intention, cette approche permet de libérer ces mémoires cellulaires, de libérer les tensions accumulées et de restaurer la physiologie. À travers des techniques telles que le toucher thérapeutique, la conscience, le dialogue somatique ou encore l'écoute active des signaux corporels, les praticiens de cette discipline accompagnent les individus vers une meilleure compréhension d'eux-mêmes. Cela implique la réunification des parts séparées, la restauration d'une cohérence et la réintégration dans l'unité divine

Ce voyage introspectif n'est pas toujours aisé. Il demande du courage, de la patience et une ouverture à l'inconnu. En effet, plonger dans les profondeurs de soi pour y rencontrer des émotions refoulées ou des blessures anciennes peut être déstabilisant. Pourtant, c'est précisément dans cet espace de vulnérabilité que la magie opère. La thérapie somato-émotionnelle ne cherche pas à « réparer » ou à « supprimer » les symptômes, mais à les accueillir avec bienveillance, à leur donner une voix et à permettre leur transformation. Elle nous enseigne que la guérison ne consiste pas seulement à éliminer la douleur, mais à en comprendre le sens, à l'intégrer et à en faire une source de croissance personnelle.

Un des aspects les plus puissants de cette approche est sa capacité à redonner du pouvoir à l'individu. En apprenant à écouter son corps, à reconnaître les signaux qu'il envoie et à travailler avec eux plutôt que contre eux, chacun devient acteur de son propre processus de guérison. Cette autonomie est libératrice : elle nous affranchit des approches purement mécanistes qui séparent le corps de l'esprit et nous reconnecte à notre sagesse innée. Elle nous rappelle que nous ne sommes pas simplement des corps physiques ou des esprits désincarnés, mais des êtres complexes, où chaque partie est en dialogue constant avec l'ensemble.

Ce livre a également mis en lumière l'importance de l'accompagnement dans ce processus. Les thérapeutes somato-émotionnels jouent un rôle crucial en créant un espace sécurisé et empathique où les consultants peuvent explorer leurs ressentis sans jugement. Leur expertise, combinée à une présence attentive, permet de guider les individus à travers les méandres de leurs émotions et de leurs sensations corporelles. Cependant, la thérapie somato-émotionnelle ne se limite pas à la relation thérapeutique. Elle s'étend à une philosophie de vie, une invitation à cultiver une écoute de soi au quotidien, à honorer ses besoins et à vivre en harmonie avec son corps.

La TSE se distingue par son approche par couches, comparée à une pelure d'oignon, où chaque niveau de blocage est exploré pour remonter à la source des déséquilibres, qu'ils soient liés à des traumas, des conflits émotionnels ou des perturbations environnementales. En posant des questions comme « Quels sont tes besoins ? et en allant à la rencontre du vivant par le point de relation, le TSE favorise une prise de conscience chez le consultant, le rendant acteur de son processus d'autoguérison via les mécanismes d'homéostasie de la physiologique et de l'univers. La symbolique de l'Homme de Vitruve renforce cette vision, illustrant l'harmonie idéale que la TSE cherche à rétablir.

En conclusion, la TSE n'est pas seulement une méthode de soin, mais une manière de concevoir la santé. Elle nous pousse à dépasser les dualités corps-esprit, symptôme-cause, pour embrasser une vision intégrative de l'être humain. À une époque où le stress, les traumas et les pressions sociales pèsent lourdement sur nos vies, cette approche offre une lueur d'espoir. Elle nous rappelle que la guérison est possible, non pas en luttant contre nous-mêmes, mais en nous reconnectant à notre essence profonde. Que vous soyez thérapeute, consultant, ou simplement curieux, ce livre vous invite à explorer cette voie avec curiosité et ouverture.

Mantra du TSE

« Si vous êtes vraiment présent, le consultant n'est jamais seul. »
« Nous ne faisons pas de corrections, nous accompagnons la correction. »
« Le Souffle de Vie sait mieux que vous où aller. »
« C'est le consultant qui nous montre le chemin. »
« Laissez vos mains devenir silencieuses. »
« Quand vous ne savez pas quoi faire… attendez. »
« Restez ancré dans le sol, et laissez la Vie bouger. »
« Le plus grand geste thérapeutique est souvent… de ne rien faire. »
« Le mouvement est toujours là. Même si vous ne le sentez pas, il vous sent. »
« Soyez plus intéressé par ce que vous ressentez que par ce que vous pensez. »
« La justesse, ce n'est pas votre volonté. C'est quand vous êtes assez tranquille pour que la Vie se montre. »
« La maladie est un déséquilibre de l'harmonie de la vie. »
« La respiration est le premier mouvement de la vie, et elle accompagne chaque guérison. »
« Le TSE n'impose pas, il libère ce qui empêche la Vie de s'exprimer. »
« Le souffle est le lien entre le corps et l'esprit. »
« Le corps sait se guérir, si vous savez écouter. »
« Chaque cellule respire, et cette respiration porte la mémoire de la Vie. »
« Notre rôle n'est pas de corriger, mais de permettre. »
« La santé est le rythme retrouvé. »
« La véritable thérapie commence quand le TSE devient silencieux. »
« La guérison est un retour à l'harmonie avec l'univers. »
« Restez tranquilles et écoutez. »
« Le Souffle de Vie sait mieux que nous ce qui doit être fait. »
« Ce que nous faisons est simple : nous écoutons et nous suivons. »
« Quand vous ne savez pas, revenez au Souffle de Vie. »
« Ce n'est pas vous qui traitez, c'est la Vie en action dans le consultant. »
« Vous devez être présents, rien de plus. »
« Nous ne faisons pas de corrections, nous accompagnons les corrections. »

« Le Souffle de Vie est toujours juste. »
« Faites confiance aux forces thérapeutiques qui sont déjà là. »
« Le rôle du TSE est de rester fidèle au Souffle de Vie. »
« Le corps garde la mémoire de tout ce que nous vivons. »
« Écoutez le corps, il vous dira où aller. »
« Le corps ne ment jamais. »
« Quand le thérapeute est à l'écoute, le consultant trouve sa propre voie de guérison. »
« Le rôle du praticien est de faciliter, non d'imposer. »
« Chaque restriction est une histoire non terminée. »
« La guérison se fait dans la sécurité, jamais dans la contrainte. »
« Le corps est son propre médecin. »
« Le thérapeute offre une oreille silencieuse, le consultant apporte son histoire. »
« En guérison, l'approche la plus efficace ne consiste peut-être pas à vouloir détruire la source de la maladie mais bien plutôt, comme pour d'autres formes d'intentions, à se mettre en retrait, à ne pas s'attacher à un résultat prédéterminé, et à permettre à l'intelligence de la vie de rétablir l'ordre naturel des choses »

Bibliographie

Karlfried Dürckheim, *Hara-Centre vital de l'homme*, Ed Le Courrier du livre
Karlfried Dürckheim, *Le centre de l'être*, coll « spiritualités vivante »
Eric Caulier, *Prendre conscience du corps*, Ed uppreditions
Mario Mercier, *Chamanisme et chamans*, Ed Dangles
Mircéa Eliade, *Histoire des croyances et des idées religieuses I II III*, Ed Payot
Henri Louwette, *suivi des cours*
Norbert Peyssoneaux, *suivi des cours*
Ervin Laszlo, *Science et champs akashique*, Ed Ariane
Marguerite de Surany, *Dictionnaire de mèdecine taoïste*, Ed Guy Tredaniel
Carl Rogers, *L'approche centrée sur la personne*, Ed Ambre
Henri Borel, *Wu Wei - Le Tao, l'Art, l'Amour d'après Lao Tse*, Ed Discovery
Ken Wilber, *Les trois yeux de la connaissance*, Ed Almora
Lynne McTaggart, *La Science de l'intention*, Ed Ariane, Outremont
Odon Vallet, *L'héritage des religions premières*, Ed Gallimard
Madhav Pandit, *L'enseignement de Sri Aurobindo*, Ed Points
Krishnamurti, *Se libérer du connu*, Ed livre de poche
Russ Hudson, *La sagesse de l'ennéagramme*, Ed Interéditions
Andrew Cohen, *Embrasser le ciel et la terre*, Ed Sagesses
Ged Summer, *Méditation du corps conscient*, Ed Sully
Shari Geller, *La présence thérapeutique*, Ed Sully
Pierre Lévêque, *Introduction aux premières religions*, Ed Livre de poche
Karlfried Durckheim, *La voie de la transcendance*, Ed du Rocher
Daniel Martinez, *Entre ciel et terre*, Ed Cosmogone
Joel Goldsmith, *La voie de l'infinie*, Ed Acropole

SOMMAIRE